동안 100세
건강 장수의 비결

목차

건강 정보는
우리의 건강 장수를 좌우한다!

◆ 정보! 아는 만큼 보인다! 아는 것이 힘이다!

◆ 정보는 지식이며, 지식사회에서 곧 자산이고 현금이다!

◆ 축적된 정보의 힘은 학습하는 인공지능 알파고이다!

◆ 우리는 일상생활에서 정보의 흔한 예를 살펴볼 수 있다.

- 여성들이 화장품 정보로 피부 관리 노하우 축적
- 고급 정보를 축적해 영리를 추구하는 결혼 회사
- 금융, 주식 및 부동산 정보를 선점하여 자산증식
- 청·중·장년들의 취업 정보로 자립생활 추구하기
- 스마트폰, 노트북 등 전자기기를 이용한 생활정보 수혜(문자전송, 물품구매, 승차권 예약 등)

- 노인들의 건강 쉼터, 일자리 정보, 점심 무료시식 등
- 기타 일상생활에 도움이 되는 다양한 정보 등 21세기 현대사회는 정보화 사회가 분명할 것입니다.

◆ 미국 역사상 최고의 부자였던 석유왕 록펠러^{John Davison Rockefeller1)}는 병으로 죽음이 임박하자 "내 생명을 1년만 더 연장하여 주는 사람에게 전 재산의 절반을 주겠다"고 매스컴에 발표했으나 결국 1937년 사망했다. 부와 명예가 무슨 소용이 있었겠는가! 건강보다 더 소중한 것은 이 세상에 없을 것이다.

◆ 3,500년 된 성경 구절(레위기 제17장 10절)에 『육체의 생명은 피에 있음이라.』하였고, 동서양을 막론하고 현대 의학(양방과 한방)에서 가장 기본적으로 강조하는 것은 『혈액순환』이다.

◆ 의학박사이며 철학박사이자 미래학자인 패트릭 플래너건^{Patrick Flanagan} 박사는 나노기술, 화학, 생물, 응용과학의 선구자로서 특허를 300개 이상 소유한 미국의 천재 과학자다. 그가 의학적 이론에 근거하여 세계 최초로 개발한 『식용수소』와 한국의 콜럼버스라 불리는 곽종국 전 영어 강사가 자연의 원리로 개발한 민간요법인 『자연정혈요법』이 귀중한 정보로서 건강 장수의 열쇠다.

이 고귀한 건강 장수의 정보는

금전으로 환산할 수 없습니다. !

---

1) 석유왕 록펠러는 기독교 성경의 창세기 편에 나오는 "싯딤 골짜기엔
   역청(석유 찌꺼기) 구덩이가 많은지라"라는 부분을 보고 허허벌판인
   사우디아라비아 사막에 가서 석유채취사업을 일으켰고 결국 미국
   의 최고 부자가 됐다.

건강 정보는 우리 가족의 너무나 소중한 자산이다!

건강은

과거도! 현재도! 미래도!

그 3대 핵심이 공기, 물, 음식이다.

생로병사에 있어 건강 장수의 열쇠는 식습관에 의한

생활습관병을 사전 예방하는 것이 첫째요 사후 치료는 둘째다.

생활습관병은 대부분 우리 몸속에서 필연적으로 생성되는 활

성산소가(질병 발병 원인의 90% 이상) 그 주된 원인이라고 한

다. 그리고 몸에 혈액순환이 잘되어야 건강하고 무병장수한다

는 말은 언제나 동서고금 만고불변의 진리이다.

우리 몸의 총 혈관의 길이는 약 10만㎞로, 이는 지구 두 바퀴

반 정도의 길이이며, 이 중 98%가 모세혈관이다.

혈관은 모든 병의 처음이자 끝이다!

만병의 주범인 활성산소를 없애고 피를 잘 돌게 하는,

여기 이 두 마리의 토끼를 잡을 수 있는 비결이 있다.

이 책자를 내는 동기

1980년대 초반에 공직에 입문하여 본 직업을 천직으로 알고 진인사대천명이라 생각하며 정직과 성실을 실천덕목으로 우리 지역 및 국가발전을 위해 열심히 일하던 중 2000년대 초에 갑작스럽게 쓰러져 생사의 기로에서 가족 친지 등 마음을 애태웠습니다. 절체절명의 위기 극복을 위해 서울 및 지방의 종합병원 등 여러 곳을 전전긍긍하면서 자신과의 싸움과 꾸준한 운동치료를 병행하면서 그 세월이 이럭저럭 강산이 변한다는 10년이 훌쩍 지나 지금에 이르게 되었습니다. 그러다 보니 자연스럽게 자타에 의하여 건강과 관련된 소중한 정보들을 접하게 되었지만, 시간이 지나면서 잊어버리는 것이 또한 자연의 이치입니다.

따라서 병마와 싸우고 있는 단 한 사람에게라도 도움이

되었으면 하는 바람으로 필자가 체험했던 고귀한 건강 정보를 사람들과 공유하고자 다음넷daum.net에 2011년 9월, 「건강 장수」 카페를 개설하였습니

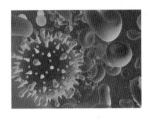

신이 만든 천연항생제 백혈구

다. 이를 통해 지금까지 많은 정보 축척 및 노하우로 본인의 건강 증진은 물론, 가족의 건강과 생명을 지킬 수가 있었던 획기적인 계기가 되었습니다. 따라서 온·오프라인을 통하여 건강 100세 시대에 걸맞게 보물과 같은 건강 정보를 인연이 닿는 여러분들과 함께 나누어 건강 장수를 누리는 데 그 목적이 있습니다.

이 세상 그 무엇과도 바꿀 수 없는 가장 소중한 것은 건강입니다!

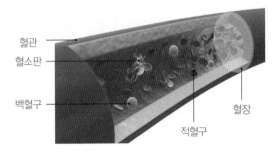

혈관
혈소판
백혈구
적혈구
혈장

혈관의 단면

식용수소의
개발 및 과학적 입증

고령화 사회로 빠르게 진행 중인 이 100세 시대에 많은 이들이 '건강 장수'를 꿈꿔보지만, 사망자 3명 중 2명은 암, 뇌혈관 질환, 심장 질환, 당뇨병 등의 질병으로 사망하고 있다고 한다. 건강보험관리공단의 의료비 부담은 급격하게 증가해 정부의 재정지원이 해마다 가중되고 있는 형편이다.

최근 美 존스 홉킨스대학 의대에서는 치매, 당뇨, 암, 심근경색, 고혈압, 동맥경화, 결막염, 신장결석, 아토피 등 질병의 90% 이상이 활성산소의 영향으로 발병한다고 보고했다. 이에 이의를 제기할 의사는 없을 것이다.

그렇다면 활성산소로 인한 피해는 어떻게 방어할 수 있

을까? 필자는 식용수소가 활성산소 피해를 방어하는 지구상 가장 강력한 항산화 물질임을 과학적 근거를 통해 설명하고, 식용수소에 대한 고귀한 정보를 소개하고자 한다.

수소는 우주에서 가장 많은 물질로, 우주의 90%는 수소로 구성돼 있다. 태양의 90%도 수소라고 한다. 그래서 뜨거운 열과 햇빛을 끊임없이 지구로 보내온다. 지구의 모든 동식물이 생명을 유지하고 있는 근본이 바로 수소다.

그리고 수소는 원자량이 1로서 우주에서 가장 작고 가장 가벼운 물질이다. 그래서 어디라도 통과할 수가 있다. 종이도 통과하고, 플라스틱도 통과하고 금속도 통과할 수가 있다. 그래서 우리 몸에도 구석구석 침투할 수 있어서 뇌와 폐 등에도 쉽게 들어간다.

수소는 에너지의 근원이다. 수소로 모든 동물과 식물이 살아가고 있다. 모든 에너지는 그 근원이 수소로 시작한다. 우리 몸도 구연산Tricarboxylic Acid, TCA 사이클을 통해 수소로 에너지(아데노신삼인산Adenosine triphosphate, ATP)를 만든다. 산소를 호흡하는 동물이라면 예외 없이 활성산소가 발생한다. 활성산소는 대부분 질병의 원인이 된다. 의료계에서 수소는 질병 중 90%를 차지하는 생활습관병(암, 고혈압, 당뇨병 등 비세균성 질환)의 유일한 해결 수단으로서 주목된다.

이유는 간단하다. 산소와 수소는 결합하기 쉽기 때문이다. 수소는 방사선 피해도 제거한다. 암 환자에게 희망도 준다. 수소는 어디나 침투하고, 에너지를 만들고, 질병 발병의 90% 이상을 차지하는 활성산소를 제거한다. 우리에게 희망을 주는 물질, 그것이 바로 수소이다!

루마니아의 헨리 코안다Henri Coandă 박사[2]가 파키스탄에서 수소 이온이 다량으로 함유된 세계 4대 기적의 물인 '훈자의 물'을 발견하였다. 그러나 재현에 성공하지 못하고, 미국의 패트릭 플래너건Patrick Flanagan 박사

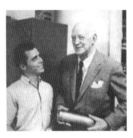

1962년 17세의 패트릭 플래너건 박사(좌)와 헨리 코엔더 박사(우) @ 휴익 연구소

[3]가 코안다 박사로부터 정보를 넘겨받아 1983년에 실리카를 응용하여 크리스털 에너지를 발견해 훈자의 물 재현에 성공했다.

그리고 훈자의 물에서 방출하는 마이너스 수소 이온보다 수천수만 배 강력한 전자를 방출하는 놀라운 항산화력을 가진 수소 발생 식품(메가 하이드레이트)을 개발해 식용수소를 세상에 소개했다. 경이로운 임상효과를 바탕으로 8편의 수소와 건강에 관한 논문을 발표하였으며 이 논문은 일본 수소 제품개발에 근간이 되었다.

이 위대한 발명이 지금 최고의 노화방지 과학으로 의학계의 주목을 받고 있으며, 경이적인 임상적 효과에 의해 과학자들을 경탄하게 하고 있다. 플래너건 박사가 '마이너스 수소 이온의 아버지'라고 칭해지는 이유다.

패트릭 플래너건 박사는 수소 건강 시대가 오고 있다고 했다. 세계 최초로 메가 마이너스 수소를 발견하고 수십 년 수소를 연구한 미국 천재과학자이며 의학자인 플래너건 박사는 다음과 같이 말했다. "수소는 인류 생명의 근원에 자연히 깊은 영향을 미치고 있다. 모든 생명체는 수소에 의하여 그 생명을 유지하고 있으며, 마이너스 수소는 생과 사, 노화의 열쇠를 가지고 있다. 수소 이온 없이 지구상에 생명체는 존재할 수 없다."

그는 300개 이상의 특허를 보유한, 천재적인 과학자로서 과학을 위한 국제 교류협회에 의하여 1997년 올해의 과학자로 선정되기도 했다. 미국의 옥스퍼드 대학과 스탠퍼드 대학의 연구자들은 플래너건 박사의 혁신적인 발견을 배워 미래의 과학자들에게 가르치고 있다.

플래너건 박사로부터 영향받은 일본의 시라하타 교수는 1997년 5월 8일에 미국의 〈BBRC(생물 화학 및 생물 물리학 연구지)〉에 '전해환원수는 활성산소종을 소거하고, DNA를 산화 장애로부터 보호한다'는 논문을 게재한 바 있고, 오오타 시게오 교수는 2007년 5월 〈내추럴 메디슨NATURE MEDICINE〉에 'Hydrogen acts as a therapeutic antioxidant by selectively reducing cytotoxic oxygen radicals 2007; 13(6): 688−94'라는 제목으로, '수소가 뇌경색과 활성산소의 피해를 줄여준다'는 내용의 논문을 발표해 학계의 주목을 받았다.

우리나라에서도 수소가 활성산소를 제거해 각종 질병을 예방 및 개선해주는 등의 건강효과가 알려지면서 수소 발생 식품이 암 환자 및 각종 난치성 질병 환자들의 새로운 이슈로 두드러지고 있다. 방사선치료 부작용경감 및 뇌경색 치료에 효과 있다는 의학계 발표도 이어지고 있으며 연구진에 의해 발표된 논문도 있다. 2011년 1월에 의학학술지인 메디칼 가스 리서치Medical Gas Research에는 경상대학병원 방사선종양학과 강기문 외 7명의 연구진에 의해 "수소 섭취를 통해 방사선치료를 받는 암 환자의 부작용도 경감됐다"는 사실이 알려졌다. 이러한 연구를 통해 수소는 방사선치료의 부작용을 걱정하는 암 환자들에게도 희소식이 될 것으로 기대되고 있다.

필자 자신이 직접 연구하거나 발견한 것은 없다. 다만 위에서 말한 자료들을 정보 수집을 통해 하나하나 검증하고자 노력하였으며 체험했다. 일본에서는 2012년도 건강식품박람회가 개최되었을 때 수소 제품이 최대 이슈가 되어 성황리에 마무리되었다. 당시 알려진 수소 시장 규모는 1조원에 달했다.

수소 시대는 곧 도래할 것이며, 에너지 문제, 환경공해문제를 해결하는 것 외에도 인류에게 "건강한 삶"을 선사할 것이다. 이 책자가 발간될 때쯤이면 벌써 우리 생활 속에 깊숙이 자리하고 있지 않을까 싶기도 하다. 그리고 2016년 12월 13일 국내 최대 수소산업의 메카인 울산에서 오염물질이 전혀 배출되지 않는 우리나라에서 최초로 수소택시

10대가 시운전과 더불어서 환경부에서도 2017년에는 130대를 보급한다고 하는 보도를 접하면서 플래너간 박사가 예견한 수소의 에너지화가 현실에서 실현되고 있다는 것을 보면서 한 치의 의심할 여지도 없으며 느낀 점이 남달랐다.

앞으로 식용수소의 정보가 더 많이 알려져, 나아가 우리나라에서도 이러한 수소 발생 식품을 다양하게 개발하고 보급하여 국민 모두의 건강 장수에 도움이 되는 그 날이 하루빨리 오기를 바란다. 식용수소를 통해 더 밝고 건강한 사회를 만들 수 있으리라 믿는다.

---

2) 루마니아는 헨리 코안다 박사의 과학에 대한 헌신을 기리고자 국제공항 이름도 헨리 코안다로 명명하였다. 그는 인공 눈 제조 기술의 핵심인 코안더 노즐, 비행기 이륙 원리인 코안다 효과 등 600여 개 특허를 내기도 했다.

3) 패트릭 플래너건 박사는 유도 미사일 탐지기를 11세에 완성하고, 14세에 뉴로폰Neurophone을 개발했으며, 19세에는 미 항공우주국NASA에서 컴퓨터 시스템을 담당하고 제미니Gemini 계획 연구원을 역임했다. 1994년에 노벨상 후보로 꼽혔고, 1997년 마이너스 수소를 함유한 241번째의 실리카(마이크로 클러스터)로 특허를 내었으며, 그 외 다수의 특허를 가지고 있다.

식용수소의
신비한 효능 및 항산화 효과

산소와 결합하여 물이 되는 수소는 몸을 형성하는 단백
질의 구성요소이기도 하다. 즉, 수소는 생명에서 더할 나
위 없이 중요한 원소입니다.

이 수소에 현대인들이 기뻐할 만한 비밀이 숨겨져 있다.
키워드는 '마이너스 수소 이온'과 '항산화 파워'[4]다. 활성산
소를 무해한 물로 바꿔 주는 것이 마이너스 수소 이온(환
원 파워)이다.

대부분 ATP(아데노신삼인산, 세포에너지)[5] 생산을 도와
주는 것은 마이너스 수소 이온이다. 음식을 먹는 것과 호
흡하는 것, 몸에 좋은 영양소를 섭취하는 것은 모두 마이
너스 수소 이온을 만들고 전자를 공급하여 ATP를 생산하

기 위한 것이다.

세포의 측면에서 건강을 정의하면, 전자가 풍부하게 공급되어 세포에너지 생산이 촉진되는 것이다. 그러면 활력이 넘치게 되므로 수소는 인체의 에너지원이자 보약이라고 말할 수 있다.

반면 노화의 실체는 '신체의 세포 수 감소에 따른 ATP 생산의 부족'이다. 만약 젊은 시절과 똑같이 활동하고 싶다면 세포 한 개 한 개의 ATP 생산성을 올릴 수밖에 없다. 지금까지 이것은 불가능한 일이었다. 그러나 수소 이온이라면 가능하다고 한다.

식용수소인 '메가 하이드레이트'란 미국 패트릭 플래너건 박사가 개발한 제품으로서, 체내 활성산소 제거제로 이용하여 각종 난치병 개선에 좋은 임상 결과를 얻고 있다.

메가 하이드레이트는 마이너스 수소 이온이 활성산소와 결합($H^+ + OH^- = H_2O$)하여 물로 환원되는 원리를 이용한 가장 강력한 항산화제로, 우리 몸속의 활성산소(하이드록시래디칼) 제거에 크게 도움을 줄 수 있다.

세계적으로 이미 잘 알려진 프랑스 루르드 샘물Lourdes

water, 독일 노르데나우의 물Nordenau water, 멕시코 틀라코테의 물Tlacote water, 그리고 파키스탄 히말라야 훈자 마을의 물Hunza water은 '세계 4대 기적의 물'이라고 불린다. 특히 훈자의 물에는 치유력이 있어 그 물을 마시는 사람들은 장수하며, 100살이 넘어도 건강하고 활기찬 생활을 한다.

플래너건 박사는 '훈자의 물에는 마이너스 수소 이온화한 수소 원자가 대량으로 녹아 있다'는 사실을 알게 되고, 그것을 「불로不老의 성스러운 액체Elixir of the Ageless」라는 논문으로 발표했다. 물의 중요성이 특별한 물리적 특성에 있으며, 그 안에 녹아 있는 것이 마이너스 수소 이온이고, 수소는 최고의 항산화 물질임을 밝혔다. 즉, 물속의 수소가 우리 몸의 세포를 활성산소의 공격으로부터 지킬 수 있고, 특히 세포 내에서 에너지를 만들어내는 물질인 ATP를 생성한다는 사실을 입증해 냈다.

플래너건 박사는 활성산소의 공격으로부터 우리 몸의 세포를 지키려면 최고의 항산화제인 먹는 수소를 보충하면 된다는 점, 먹는 수소를 보충함으로써 노화를 억제하고 수명을 연장할 수 있다는 점을 강조했다. 또한 생명의 설계도인 세포 내의 DNA는 수소 결합에 의해 분자끼리 연결되어 있기 때문에 수소는 어떤 의미에서는 접착제 역할도 담당한다고 강조했다.

활성산소 제거 능력이 탁월한 먹는 수소를 항산화 물질이 풍부한 브로콜리, 양배추, 토마토, 딸기 등과 항산화력을 비교하면 비타민C의 176배, 카테킨은 290배, 코엔자임 큐텐Coenzyme Q10은 860배, 폴리페놀의 221배에 달한다.

메가 하이드레이트는 단 1개의 캡슐(300ml)이 환원수와 수소를 다량으로 마시는 것을 훨씬 능가하는 항산화 효과를 보여준다. 메가 하이드레이트의 주성분은 강한 환원력을 가진 마이너스 수소 이온과 화합한 실리카(이산화규소) 수소 화합물인 마이크로 클러스터 실리카다.

하나의 캡슐에는, 나노 크기(세포 1,000분의 1 이하)의 실리카 수소 전자를 방출할 수 있는 마이너스 수소 이온이 들어 있다. 이것은 오렌지 주스 10,000잔에 든 비타민C가 방출하는 전자의 총수에 필적한다.

실제로 메가 하이드레이트의 분말을 500㎖ 물에 녹이면 분말에 든 마이너스 수소 이온(H−)은 강한 마이너스 전하를 가지고 있기 때문에 물의 산화 환원전위는 −600MV 이하까지 급격히 내려간다. 이 강력한 마이너스 전하에 의

하여 물은 수소를 생성하면서 서서히 환원되어 약알칼리
성으로 변한다.

메가 하이드레이트 1캡슐을 한 컵의 물과 함께 섭취하
면, 메가 하이드레이트 분말은 물에 녹아 혈액에 흡수된
다. 실리카 수소 화합물에서 다량의 마이너스 수소 이온이
혈액과 림프액 등 체액의 활성을 높여 주고, 세포의 에너
지 대사와 여러 가지 생리 기능의 효율을 향상해준다.

플래너건 박사는 수백에서 수천 배에 달하는 마이너스
수소 이온을 발생시키는 분말인 '실리카 하이드레이트' 개
발에 성공하여 '닥터 패트릭 플래너건 메가 하이드레이트
Dr. Patrick Flanagan MEGAHYDRATE'라 명명했다. 미국에서 제조
된 메가 하이드레이트 제품을 근간으로 하여 2007년 이후
일본에서도 개발·생산을 하고 있으며, 2010년경부터 우리
나라에서도 원료를 수입(미국, 일본)하여 다양한 이름으
로 판매하고 있는 것으로 안다. 필자는 2011년 9월부터 다
음넷에 식용수소등과 관련하여 '건강장수'[6) 카페를(cafe.
daum.net/9988) 지금까지 개설·운영하고 있다.

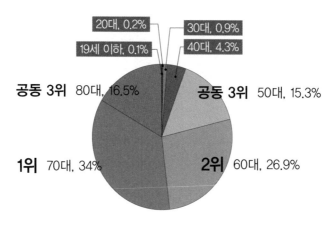

뇌졸중 연령대별 진료환자 비율

·출처 : 건강보험심사평가원

20대, 0.2%
30대, 0.9%
19세 이하, 0.1%
40대, 4.3%
공동 3위 80대, 16.5%
공동 3위 50대, 15.3%
1위 70대, 34%
2위 60대, 26.9%

※ 필자의 식용수소 체험주도(P74 사례5-뇌경색치료)
는 대 다수 종합병원에서 지금까지 기존 의학으로서
는 설명이 될까요?

---

4) 항산화 : 우리 몸은 활성산소(하이드록시래디칼)로 인하여 몸이 산
   화되는데 그 과정에서 DNA 손상, 심근경색, 뇌경색, 순환기성 질병
   등 치명적인 질병을 초래할 수 있다. 이 산화 과정을 막아주는 것이
   항산화 작용이다.
5) 모든 생물의 세포 내 존재하여 에너지 대사에 매우 중요한 역할을
   한다. ATP 한 분자가 가수분해를 통해 다량의 에너지를 방출하며
   이는 생물활동에 사용된다.
6) 건강 장수 : 아프지 않고 건강하게 오래 사는 것을 말한다.

수소와 관련한
필자의 생각 및 서적 주요 내용

필자는 수소와 관련한 『수소의 가능성』, 『식용수소와 건강혁명』, 『수소 임상보고』 3권의 책을 모두 읽어 보았습니다. 우리가 수소에 대한 상식은 통상 고등학교에서 배운 내용인, 물을 전기 분해하면 그때 발생된다고 하는 것 정도였습니다. 최근에 와서는 수소 차량 생산 등 수소가 에너지로 우리 생활에 등장하고 있습니다. 이런 수소를 식용화한 제품이 어째서 만병통치약인 것처럼 느끼게 할까 하는 의구심이 생겼습니다. 그 의문을 풀어준 키워드가 활성산소입니다. 활성산소가 대다수 질병에 관여한다는 현대 의학의 종합적 의견을 고려할 때 활성산소를 제거하기만 한다면 질병이 발생된 조직의 기능이 정상화로 질병도 치유될 수 있는 것입니다. 실제로 의학자들은 한결같이 수소가 질병의 개선에 효과가 있다는 임상 시험 결과를 발표하고 있습니다. 앞으로도 수소에 대한 더 많은 연구가 필요합니다. 그 잠재력이 무궁무진하기 때문입니다.

◆ 모든 생물체가 산소 없이는 살 수 없다는 것은 진리이자 명확한 사실입니다. 하지만 산소가 꼭 건강에 좋은 것은 아닙니다. 과일을 깎아서 접시에 놓고 오래 두면 변색이 됩니다. 또한 쇠붙이도 오랜 시간이 지나면 녹이 습니다. 모두 산소와 만나 산화하기 때문입니다. 우리 인간은 음식을 섭취하면 체내에서 대사가 이뤄져 그것으로 에너지를 만들어서 활동합니다. 이런 과정에 활성산소가 1~2%가 생산되어 우리 몸의 세포가 공격을 받습니다. 이 공격이 누적되어 질병이 나타나는 시기는 40대이고, 질병이 중해지는 것은 60세가 넘어서라고 합니다.

◆ 활성산소의 공격으로 우리 몸의 60조 개 세포가 노화하고, 병듭니다. 우선 20대를 정점으로 세포가 하루 10억 개씩 1년에 3,000~4,000억 개씩 소멸합니다. 40대는 53조 개 전후, 60대는 45조 개 전후로 점점 소멸해갑니다. 세포감소에 따라 에너지 생산이 줄어감으로써 피로가 빨리 오며 또한 노화가 진행됩니다.

◆ 우리 몸에는 활성산소를 제거하는 항산화 효소^{Superoxide}

dismutase, SOD가 있어 20대까지는 왕성한 활동으로 활성산소를 모두 제거합니다. 그러나 이 항산화 효소는 40대에 50% 이하, 60대에 10% 이하로 기능이 약화합니다. 이에 따라 우리 몸은 점점 노화되어 병들고 죽어갑니다. 그런데 수소와 건강에 관한 세 종류 책을 살펴보면, 아무런 부작용이 없는 활성수소가 몸속의 활성산소를 만나 물로 환원되어(활성산소를 제거하여) 건강을 개선하고, 에너지 대사에 관여하여 활력소를 찾게 하고, 결국 건강한 생활을 가능케 한다고 말하고 있습니다.

◆ 그런데 먹는 수소는 약은 아닙니다. 약은 특정한 질병에 환자를 도와 낫게 해줄 수 있는 의약품입니다. 의약품 대부분은 의료인(의사)의 처방에 따라 약국에서 구입할 수가 있습니다. 그러나 식용수소는 누구나 먹어도 무해하고 건강증진에 도움을 주기 때문에 약으로 명명되지 않습니다. 일반적으로 약은 지구상에서 대부분 우리 생활 주변에 있는 동식물 등에서 필요한 성분을 추출하여 임상시험을 거쳐서 얻어진다고 하고 있습니다. 그리고 최근 TV방송(종편)에서 자주 보았듯이, 개인별 어떤 종류의 음식물을 섭취하여 질병이 개선되었다는 내용을 종 종 볼 수가 있었을 것입니다. 그렇다면 그분들에게는 제약회사에서 나온

약이 아니라 음식 자체가 바로 약이 아니겠습니까.

　그러나 우리의 현실은 어떻습니까? 현행의료법 제27조 제1항에는 의료인이 아니면 누구든지 의료행위를 할 수 없으며, 의료인도 면허된 이외의 의료행위를 할 수 없다고 하고 있습니다. 대체의학을 연구하는 많은 이들은 현행 의료법이 자기들의 기득권을 챙기기 위하여 모든 수단을 동원하여 초기부터 대체의학의 싹을 잘라버리고 있다고 주장하고 있습니다. 그 실례로써 구당 김남수(102세)옹의 뜸·침술은 이나, 곽종국 강사의 자연정혈요법은 의료단체로부터 수많은 협박과 법으로 고발을 당하여 왔으나 최근 보도자료를 보셔서 아시겠지만, 2011년 11월 헌법재판소는 그의 시술이 사회 통념상용인 가능하다는 판단으로 승소 판결, 2016년 8월 대법원으로부터 "건강을 지키고 증진하기 위해 인체, 질병 지식을 학습할 기회를 얻는 것은 행복 추구와 인간다운 생활을 위한 국민의 기본적 권리"라며 고등법원으로 파기환송 조치를 하여 이 사건의 결말을 내림으로써 면허증이 없어도 치료교육을 할 수 있도록 판결이 난 것을 보았을 것입니다. 그리고 자연정혈요법교육 또한 '혐의 없음' 판정을 받았습니다.

　여러분께서는 어떤 생각이 드십니까? 가령 가정에서 아

이가 감기몸살로 인하여 집에서 아파할 때 의료인이 아니라서 대대로 내려오는 민간요법(조약임시처방)을 하는 것도 엄밀하게 따지자면 의료법 위반이 아닌가요. 손 놓고 그저 바라만 보아만 합니까? 그건 아닐 것입니다. 필자는 의료인은 아닙니다. 다만 위에서도 언급 하였듯이 저 자신이 갑작스러운 질병으로 절체절명의 위기를 체험하였었고 그 후유증 치료와 또한, 식용수소로 인한 가족 중의 한 사람의 생명을 구했던 경험으로 책임 있게 자신과 가족의 건강을 위해 절대적 관심을 가져볼 필요성이 있다고 필자는 아무리 강조해도 지나치지 않다고 생각합니다.

I. 『수소의 가능성』

1. 왜 나이가 들어감에 따라 피곤해지고 노화하는 것일까?

◆ 우리 인간의 인체는 270종 60조 개 세포(수천 조 개의 미토콘드리아[7])로 구성되어 있다. 세포는 24시간 끊임없이 ATP를 만들어내고 있다. 사고 현장 등에서 산소결핍으로 생명을 잃는 것은 결국 산소가 없어 ATP를 만들지 못해 세포가 죽게 되는 것이다. 식사와 호흡의 목적은 ATP를 만드는 것이다. 인간이 활동하는 데는 그만큼의 에

너지, 즉 ATP가 필요하다. 젊을 때 몸무게가 50kg였다면 50kg의 ATP를 60조 개의 세포에서 만들어 활동했다는 이야기다. 하지만 세포의 수는 25세를 정점으로 하여 놀랍게도 1일 10억 개, 연간 약 3,000~4,000억 개씩 감소한다. 그렇다면 40대에는 53조 개 전후, 60세를 넘으면 45조 개 전후로 세포가 감소하게 된다.

◆ 이렇게 감소한 세포로 같은 분량의 ATP를 만들어내는 것은 불가능하다. 머리로는 될 것 같지만 실제로는 에너지가 부족하기 때문에 몸이 따라가지 못하게 된다. 그래서 '피곤하다'고 느끼게 되는 것이다. 즉 노화의 실체는 '신체의 세포 수 감소에 따른 ATP 생산 부족'인 것이다. 만약 젊은 시절과 똑같이 활동하고 싶다면 세포 하나하나의 ATP 생산성을 올릴 수밖에 없다. 지금까지 이것은 불가능한 일이었다. 그러나 수소 이온이 있다면 가능하다.

---

7) 세포 소기관의 하나로 세포호흡에 관여한다. 따라서 호흡이 활발한 세포일수록 많은 미토콘드리아를 함유하고 있다. 예를 들면 간세포 1개당 1,000~3,000개, 식물세포에서는 100~200개의 미토콘드리아를 볼 수 있다. 보통은 하나의 세포 속에 50~100개의 미토콘드리아가 있다.

2. 산소 없이는 살 수 없다. 하지만 산소가 있어서 이렇게 된다

◆ 사과를 깎아서 접시에 담아 두면 변색이 된다. 빵이나 와인을 공기 중에 그대로 놔두면 맛이 변한다. 이는 산소에 의한 녹, 즉 '산화작용'이 일어난 것이다. 따라서 과자나 와인 등에는 산소에 노출되지 않도록 산소제거제, 산화방지제가 들어 있다. 금속이 녹스는 것 역시 산소에 의한 것이다.

◆ 인간의 노화나 질병 역시 마찬가지다. 활성산소 때문에 우리 몸에서 가장 중요한 엔진인 미토콘드리아나, DNA, 세포막 등에 녹이 슨 것이 바로 '노화와 질병'이다.

◆ 피로·질병·노화의 실체는 활성산소와 그에 따른 대사 장해라고 할 수 있다. 바꾸어 말하면 노화나 질병이란 '엔진인 미토콘드리아가 활성산소 때문에 충분한 힘을 발휘할 수 없게 될 뿐 아니라, 그을음이 쌓여 배기관 등이 막혀버린 상태'라는 것이다. 이것은 아주 중요한 의미가 있다. 보는 관점을 좀 달리하면, '활성산소가 세포로부터 전자를 빼앗아 미토콘드리아를 상처 입히는 것'에서 피로·노화·질병 등이 발생하기 때문에 이것을 해결하기 위해서는 그 반대로 해야 한다. 즉 원기 넘치게 하기 위해서는 '전자를 풍

부하게 공급하여 활성산소를 제거하고, ATP를 계속해서 생산하여 대사기능을 원래대로 돌려놓으면 되는 것이다.

◆ 대부분 ATP 생산을 도와주는 것은 마이너스 수소 이온이다. 음식을 먹는 것과 호흡하는 것, 몸에 좋은 영양소를 섭취하는 것은 모두 마이너스 수소 이온을 만들고, 전자를 공급하여 ATP를 생산하기 위한 것이다. 방대한 마이너스 수소 이온을 만들기 위해 우리 몸에는 소화기관·호흡기관과 매우 복잡한 미토콘드리아 효소 계가 존재하고 있다.

◆ 만약 수소를 외부로부터 직접 다량으로 섭취하여 미토콘드리아를 활발하게만 할 수 있다면 어떤 일들이 일어날까? 상상하기만 해도 기쁘다. 대단한 일이 일어날 수 있다. 그런 꿈같은 이야기가 지금 현실이 된 것이다.

3. 활성산소의 장애 때문에 인간은 장수를 못 한다고 한다

◆ 항산화 효소의 경우, 20대에 최고 수치를 보이며 그 이후로는 점차 감소한다. 40대에는 50% 이하, 60대는 10% 이하가 되어버린다. 때문에 질병이 나타나는 것은 대체로 40세가 넘어서이고, 질병이 중해지는 것은 60세가 넘

어서다. 남성의 액년은 40세 전후일 것이다. 이때를 지나면 활성산소의 피해가 '질병'이라는 형태로 표출되는 것이다.

◆ 활성산소는 적어도 100종류 이상 질환에 관여되어 있으며, 최근 TV 프로그램인 「내 몸 사용설명서」에 따르면 관여된 질환이 36,000가지가 넘는다고 한다. 활성산소가 관여하는 대표적 질환은 순환기, 호흡기계(심근경색, 동맥경화, 폐렴, 협심증 등), 뇌신경계(뇌경색, 간질, 뇌출혈, 자율신경장애 등), 소화기 계(위염, 위궤양, 위암, 간경변증 등), 혈압계(백혈병, 고지혈증 등), 내분비계(당뇨병, 부신대사장애 등), 피부계(아토피, 일광피부염 등), 안과계, 종양계, 결합조직계(류머티즘, 자가면역질환 등)이다. 여성들은 얼굴에 주름이 생기거나 피부가 탄력을 잃어 처지는 것에 신경을 많이 쓰는데, 이것도 활성산소로 인해 피부의 콜라겐과 엘라스틴이라고 하는 단백질이 변성되어 생기는 것이다. 암 치료에 사용되는 항암제나 방사선의 부작용도 대부분 활성산소 때문이다.

4. 수소의 탄생 및 특성

◆ 우주 90% 이상의 원소가 수소이며, 인체의 63%는 수소로 구성되어 있다. 자연의 커다란 메커니즘을 응용한

것이 마이너스 수소 이온의 생성구조로, 바로 수소함유 소성 산호 칼슘(수소보존체)의 생성과정이 되겠다. 이 제조법은 이미 특허로 등록되었다. 산호 칼슘에 대량의 수소를 흡장시켜 식품으로 섭취했을 때 장시간(8~12시간 이상) 계속하여 수소를 방출하게 하는 데 성공하였다. 지금까지 우리는 건강을 위해 무엇을 섭취하는 것이 좋을까 생각해왔다. 어떠한 영양소, 어떠한 건강보조 식품, 어떠한 식품……. 수소는 이러한 '것'들의 범주를 뛰어넘는다.

◆ 종래의 3가지 물성(기체, 액체, 고체) 외에 플라스마라고 하는 새로운 제4의 물성 개념이 있다. 이 개념을 생각해야 하는 원자, 그것도 가장 작은 수소 원자와 더욱더 작은 전자레벨을 담은 산호 칼슘이 최고의 건강식품이라고 하는 것이다. 지금까지의 건강 식품과는 차원이 전혀 다른, 새로운 개념의 건강 식품이다.

◆ 수소는 생체에 있어 이상적인 동시에 최강의 항산화 물질로 활동한다. 항산화 물질이란 활성산소를 제거하는 능력(항산화 능력)을 갖추고 있는 물질로, 수소는 가장 흉폭한 활성산소인 하이드록시래디칼을 특이적으로 제거함으로써 가장 뛰어난 항산화 물질이라고 하는 것이다. 또 항산화 능력뿐만 아니라 마이너스 수소 이온은 생체 내에

서 미토콘드리아에 작용하여 생체 에너지인 ATP의 생산을 높인다. 이 때문에 체력이 좋아지고 대사기능이 높아져 활력이 증가한다. 그리고 그 결과, 세포의 대사 자체가 향상되어 에너지원이 되는 여러 종류의 영양소 섭취, 대사가 항진된다. 그리하여 예를 들면 당뇨병이나 고지혈증, 내장지방 비만 등의 대사 장애가 개선되거나 당 사슬 등 다른 영양 식품의 효과가 높아진다.

5. 수소는 가장 작은 항산화 물질이다

◆ 우리 몸 구석구석 혈관에는 피가 흐르고 있다. 혈관 총 길이는 10만km, 지구의 둘레를 2바퀴 반이나 돌 수 있는 길이라 했다. 즉 모든 장기에는 혈관이 있고 혈액에 의해 물질이 운반된다. 만약 혈관이 폐색되어 혈액이 막히면, 의학적으로 이것을 경색이라고 부른다. 혈관이 막혔기 때문에 어떤 물질도 도달할 수 없게 된다.

◆ 그러나 수소는 아주 작아서 혈관이 막혀 있더라도 도달해서 작용(항산화 작용)할 수 있다. 일본의 의과대학 연구팀 실험에서 발표한, "수소는 동물실험에서 뇌경색에 의한 실험에서 뇌경색에 의한 손상을 반으로 줄였다"는 말은 이론에 맞다. 이러한 항산화 물질은 지금까지는 없었다.

6. 실험적인 확인

◆ 비커에 문구용 금속클립을 2개씩 넣고 3주 동안 관찰하여 녹이 발생하는 시기를 알아보았다. ①수돗물에서는 24시간 이내, ②염소를 제거한 정수 물에서는 48시간 이내에 녹슬기 시작했다. ③코엔자임 큐텐을 넣은 것에서는 1주일 전후, ④비타민C를 넣은 것에서는 2~4주경부터 녹슬기 시작했다. 한편 수소보존체를 넣은 것에서는 3주간은 물론 2달이 지난 시점에서도 녹은 발견되지 않았다. 아주 간단한 실험이기는 하지만 분자량에 비례하여 항산화력이 유지되고 있다는 사실을 쉽게 알 수 있다.

7. 잘 알려진 수소의 효과

◆ 수소의 효과가 널리 알려지기 시작하고 있다. 2007년 5월 8일 일본 NHK TV 뉴스에서 하루에 4~5회에 걸쳐 반복적으로 수소의 효과가 보도되었다. 일본 의과대학 연구진이 "수소가스가 활성산소(특히 독성이 많은 하이드록시래디칼)를 강력 제거, 동물실험에서 뇌경색에 의한 손상을 절반으로 줄였다"라고 발표한 것이다. 세계에서 가장 신뢰성 있는 의학 잡지인 네이처 메디슨Nature Medicine에도 게재된다고 했다. 또한 같은 날 일본 전국 신문에서도 같은

내용이 다루어졌다. 얼마나 획기적인 일이었는지 짐작할 수 있다.

◆ 그리고 2007년 6월 8일과 9일, 일본뇌과학학회에서 실제로 수소보존체를 실험용 쥐에게 경구 투여한 결과, 뇌 내에서 항산화 작용이 확인되었다고 학회에 보고되었다. 또한 2007년 7월 27일과 28일, 일본 노화촉진모델마우스 연구협회에서도 앞서 보고한 것과 같이 보고되었고, 또한 뇌 내에서 과산화지질의 양이 알츠하이머 등 치매와 밀접하게 관계한다는 것도 밝혀졌다.

8. 의학적 데이터

◆ 실제로 몸에 문제가 있어서 수소보존체를 섭취했던 사용경험에 의하면, C형 간경변, 근에너지 부족, 비만, 천식·아토피, 종양·암이 의사의 보고서를 근거로 할 때 상당히 개선되었음을 알 수 있다. 다만 수소보존체는 건강보조식품이지 의약품은 아니다.

9. 추천사

◆ 의학박사 내과 전문의 임융의(현 연세대, 고려대, 인하대학교 의과대학 내과 외래교수 등) : 내과 의사로서 50

년간 의료현장에서 몸담은 나로서는 정말 충격적인 사건이었다. 수소라는 것은 물을 분해할 때나 생기는 것으로 알고 있었지, 인체에서 이렇게 유용하고 광범위한 역할을 하는지 몰랐었다.

Ⅱ. 「식용수소와 건강혁명」

1. 수소식품 복용자로부터 편지

◆ 일본 ○○현 ××시에 사는 스즈키 씨(44세)의 편지를 소개한다. 스즈키 씨의 딸아이는 몇 명밖에 없는 특수학교(입원한 아이들을 위한 병원 안에 있는 학교)에 다녔다. 학생이 딸아이 혼자라 외로움에 지쳐 친구들이 있는 중학교로 옮기기를 간절히 바랄 때 만난 것이 식용수소였다.

◆ "딸아이는 다른 여러 가지 건강식품을 먹어 보아 왔지만 식용수소를 섭취한 다음 날만 아침 아무런 고통 없이 상쾌하게 일어날 수 있었습니다. 딸아이는 식용수소를 먹고 엄마, 몸이 가벼워졌어, 라고 했습니다. 그리고 지금까지 어떠한 건강식품도 제가 챙겨주지 않으면 잘 먹지를 않았는데 식용수소만은 딸아이가 직접 챙겨 먹게 되었습니다. 그리고 올해부터 일반 학교로 가게 되었습니다."

◆ 스즈키 씨에게 경과내용을 책에 싣도록 편지를 요청했는데 회신내용을 보면 식용수소의 힘은 불가사의하다. 무거운 돌을 얹어놓은 것 같았던 몸이 가벼워졌다.

◆ "저희 모녀에게 더할 나위 없이 소중한 식용수소 식품을 보내주시고 생명을 구해 주셔서 감사한 마음을 전하고 싶습니다. 제 딸은 방사선 장애로 망막박리 수술 예정이었는데, 식용수소 양을 늘려 섭취한 것이 좋은 결과를 가져와 (그것 외에는 생각할 수 없습니다) 망막의 구멍이 나 있던 곳이 자연스럽게 막히고, 벗겨져 있던 망막이 깨끗하게 원래대로 돌아오고 물기도 없어져, 병원에서는 기적이 일어났다고 하였습니다. 덕분에 수술은 중지되고 퇴원할 수 있었습니다. 망막 박리수술을 전문으로 하는 병원이었는데 의사는 왜 좋아졌는지 알 수 없다고 하면서 고개를 갸웃거렸습니다. 이러한 일은 거의 일어나지 않는다고 합니다. 이번에 수술하더라도 실명 가능성이 크다고 하였는데, 식용수소 덕분에 딸아이의 눈을 지킬 수 있었습니다. 의학적으로 설명할 수 없다고 하였습니다. 정말 감사합니다. 제 체험으로 한 분이라도 도움을 받는 분이 계시면 정말 좋겠습니다."

2. 수면과 식용수소

◆ 식용수소 분말을 섭취한 사람은 섭취 기간의 길고 짧음에 관계없이 대부분 가뿐하게 일어날 수 있다고 말한다. 7~8시간 자지 않으면 왠지 수면이 부족한 느낌이 들었는데 식용수소를 섭취하고 나서는 4~5시간만으로도 피로감이 없이 아침을 상쾌하게 맞이할 수 있다고 한다.

◆ 뇌는 척수액으로 쌓여 있는데, 정상적인 척수액 속에는 신경전달물질인 오렉신(Orexine)이 존재하고 있다. 오렉신은 식욕을 높이고 각성도를 높이는 펩타이드 호르몬이다.

◆ 식용수소를 섭취함으로써 신경세포 내의 ATP 생산이 촉진되고 힘을 얻은 뇌세포는 오렉신을 잘 만들게 된다.

3. 음식과 식용수소

◆ 연구 및 실험결과에 의하면 식용수소를 첨가한 쪽이 더 맛있다고 응답한 것이 75% 이상이었다고 한다. 실제로 가정에서 수소분말을 영계백숙이나 샤부샤부 요리에 약간 첨가한 것만으로도 요리표면에 떠오르는 거품이 거의 없어졌다.

◆ 주부들은 찌개의 거품을 왜 떠서 버리는가? 그 이유

는 음식의 영양분이 과산화지질로 변화하여 몸에 좋지 않은 영향을 미치기 때문이다. 식용수소를 첨가한 요리는 과산화지질로 변화하지 않고 조직이 부드러워진다. 맛이 좋은 것은 당연한 일이다.

◆ 일본 라면 전문점들은 200L 정도의 커다란 찜통에 국물을 종일 낮은 온도에서 끓인다. 이것은 될 수 있는 대로 산화를 피하기 위해서인데, 그렇게 하더라도 산화는 진행되어 표면에 거품이 떠오를 수밖에 없다. 여기에 아주적은 분량의 수소분말을 넣으면 거품이 빠르게 사라져 버린다. 결론적으로 식용수소 분말은 모든 조리에 사용할 수 있다. 식용수소가 가정이나 식당에서 맛과 건강을 가져다주는 획기적인 조미료가 될 것을 기대한다.

Ⅲ. 『수소 임상보고』

일본 의사 모리 요시오미(안티에이징 : 항노화 의료) 원장을 비롯한 7인의 의사들이 제각기 실험한 결과를 발표한 내용이다.

① 모리 요시오미 원장 : 식용수소에 대하여 활성산소의 제거실험, 당뇨병, 전립선비대증, 치매, 운동 전후의 유산

치 측정 등 임상 시험 결과 수소는 운동으로 인한 유산 상승을 억제하는 효과가 있고, 노화방지나 질병의 예방에 대단히 중요한 활성산소 제거 효과가 있으며, 특히 가장 강력한 활성산소인 하이드록실래디칼을 제거하는 것으로 밝혀졌다. 또 세포 내의 미토콘드리아에서 에너지 생산에도 관여하고 있다. 정리하면 수소 캡슐은 매우 유력한 안티에이징 건강보조 식품이다.

② 야야마 토시히코(야야마 클리닉 원장) : 수소는 체내 항산화력을 높인다. 산화 스트레스 감소, 피로 감소가 나타났다. 대량(1일 21캡슐)을 복용해도 아무런 부작용이 나타나지 않았다. 정리하면 마이너스 수소 이온에 매우 큰 기대를 하고 있다

③ 니와 마사유키(니와 클리닉 이사장) : 수소는 지금까지 방법으로 낫지 않았던 환자에게 사용하는 것이 내 원칙이다. 난치성 아토피성 피부염에, 특히 염증이 심한 경우, 상처가 많은 경우, 스트레스가 심한 경우, 화학물질에 과민한 경우에 사용한다. 수소의 역할이 분명하기 때문이다. 지금은 약 60여 명의 환자에게 수소를 사용하고 있다. 수소의 역할을 정리하면 첫째 복용 후 2~3일 만에 효과가 나타난다는 점, 둘째 염증이 가라앉는다는 점, 셋째 장기

간 사용해도 건강피해가 없다는 점이다.

④ 사카다 히데아키(시이타마 현립 소아의료센터) : 난치성 알레르기 비염의 진단과 치료

⑤ 나이토 마레오(사노후생종합병원 내과원장) : 마이너스 수소 이온 식품은 난치병에 대해 효과 있다. C형 간경변증, 근육의 에너지생산 장애, 극도의 비만, 천식·알레르기 질환, 악성종양과 암 요폐·수신증을 초래한 자궁경부암, 암 조직 자체가 다양한 활성산소를 방출하여 주위 세포를 파괴하고 암 특유의 영양 혈관, 신생 혈관을 증식해 간다는 것은 잘 알려진 사실이다. 수소를 섭취하면 이미 걸린 암에 대해서도 좋은 효과가 있다고 생각한다.

⑥ 시미즈 도미히로(죠에즈 교육대학교 대학원 교수, 스포츠 과학 전문) : 스포츠 생리학 관점에서 수소에 대한 기대가 있다.

⑦ 히노키다 진(히노키다 병원 명예원장) : 수소가 의료에 관여할 가능성과 의료행정에 대해 말하고자 한다. 현재 병의 원인을 알고 있는 것은 20%에 불과하다. 그리고 이러한 질병 중에 약이나 수술, 요법, 한방, 건강기능식품을 포함해서 치료할 수 있는 병은 대략 30% 정도다. 우리가 할 수 있는 일은 거기까지다. 의사들이 전력으로 수술이나 치

료를 하여도 25%만 나을 뿐이다. 건강기능식품을 포함한 민간요법이 5%의 치료율을 보인다. 그렇다면 나머지 70%는 도대체 어떻게 된 것일까? 기적이라는 사람도 있다. 물론 기적도 있을 것이다. 그 차이는 무엇일까? 여러분이 스스로 고민하기 바란다.

◆ 임상 보고 7인 의사의 변 : 실제로 수소를 섭취하면 소변량이 증가하는데 이것도 말초 혈류가 좋아졌다는 것을 나타내는 징후다. 그렇다면 말초 혈관까지 산소나 수소가 도달한다는 것이므로 그것이 ATP 생산, 나아가서는 에너지 생산과도 이어진다. 철이 녹슬어 부석부석해지는 것처럼 인간의 병도 최종적으로는 '산화=녹'이다. 수소는 그것을 멈추게 해준다. 인간 생체의 녹을 닦아주는 것과 동시에 에너지를 만들어내고 부작용도 없다 이 사실은 매우 의미 있고 훌륭한 것이다. 나는 35년간 쭉 아토피 환자를 진료해왔다. 수소 건강기능식품은 아주 뛰어난 것으로 평가한다. 활성산소를 더 효과적으로 강력하게 제거한다는 점과 에너지 생산에 관여한다. 나도 암 치료에 수소를 조합하여 사용했다. 수소의 경우에는 다른 것과 경합하는 것이 아니라 다른 것의 좋은 성분의 흡수를 촉진한다. 곧 세포의 엔진을 쉬지 않고 가동해 다른 물질의 흡수를 향상

해주는 것이다. 수소는 복용에 부작용이 없으며, 지금은 수소 붐이다. 수소는 인류의 미래를 개척할 귀중한 물질이며 다른 항산화 물질들과는 그 존재 의의가 완전히 다르다. 우리는 끊임없이 배우고 배운 것을 반드시 사회에 환원해야 한다. 수소의 훌륭함을 훼손하지 않도록 먼저 올바로 배우고, 신중하게 이 우수함을 더 많은 사람과 함께 누리고자 한다.

1. 인간의 생로병사

◆ 지구 상에서 생명체의 70%가 물이라는 사실은 우주 원자 중에서 수소와 산소가 결합하여 만들어낸 물이야말로 모든 생명 탄생의 근원이었을 것이다. 물고기와 새들은 자연환경에 따라 진화했다. 인류의 탄생과 진화에서도, 물이 그 열쇠를 쥐고 있는 것은 당연할 것이다.

◆ 아미노산이 기초가 되어 염색체를 만들고 DNA가 단백질을 받아들였다. 생명활동을 영위하기 위해 산소를 받아들였고, 기초 대사체로서 미토콘드리아가 창조된 것도 생명의 신비 중의 신비라 할 수 있다.

◆ 인간의 생로병사를 세포 입장에서 보면, 아미노산과 DNA와 미토콘드리아를 중심으로 한 세포의 전자전달활

동에 따른 물리학적 현상일 뿐이다. 신의 입장에서 보면, 인간은 수태로부터 죽을 때까지 늙어가며 병으로 고통받을지라도 생명체의 불길을 태우는 감동적인 현상일 것이다. 그래서 인간은 태어나서 죽을 때까지 비록 늙어갈지라도, 병으로 고통받을지라도, 살면서 고통을 이겨나가야 하는 그런 존재다.

2. 인간은 왜 병에 걸리는가?

◆ 모든 원인이 밝혀진 것은 아니지만 크게 다섯 가지로 생각할 수 있다.

1) 외상이나 기능 저하, 생리학적 기능의 퇴화. 즉, 늙어서 생기는 질환이다. 상처나 변형으로 인한 관절염과 신경통 등은 그 대표적 질환이다.

2) 세균이나 바이러스에 의한 질환이다. 감기나 인플루엔자·폐렴·결핵·에이즈·암의 일부도 세균이 원인으로 지목된다.

3) 스트레스가 원인인 질환이다. 정신병 일부나 노이로제뿐 아니라 많은 질환의 원인이다. 면역력의 저하에 따른 질환도 스트레스에 감수성이 뛰어난 인체의 숙명이라고도 할 수 있다.

4) 대사증후군을 대표로 하는 수많은 '생활습관병'이다.

5) 왜 질환에 걸렸는지, 어떻게 치료해야 좋을지, 어떤 경과를 보일지도 모르는, 말하자면 원인불명의 수많은 병이다. 원인불명의 질환은 의사도 낫게 할 수 없어 신에게 맡길 수밖에 없는, 대통령이나 서민이건 어떻게 해볼 도리가 없는 병이다.

첫 번째부터 따져 보면, 누구든 언제 어디서 사고를 당할지 모르고 기능이 떨어지는 퇴화 역시 숙명이다. 그리고 둘째 또한 새로운 항생물질이 생길 때마다 세균도 필사적으로 방어전을 펼쳐 내성균이 생기므로 숙명으로 받아들여야 한다.

◆ '생활습관병'으로 인한 질병만이 인류의 숙명을 뛰어넘을 기회다. 다시 말해 이 경우만이 노력하여 병에 걸리지 않도록 예방하거나 이미 걸린 병을 치료할 수 있다. 심장 질환이나 뇌졸중·암·고혈압증·당뇨병·비만·전립선비대·동맥경화증 등은 생활 습관에 따라 그 발생률이 변화한다. 즉 본인의 생활태도에 따라 질병에 걸리든지 건강하게 평생을 마감하는 갈림길에 서게 될 것이다. 생활습관병은 우리 몸속에서 생기는 활성산소가 대개 그 원인이다.

◆ 산소는 몸속의 탄소와 수소의 화합물인 탄화수소를

세포 내의 미토콘드리아와 반응하여, 다시 말해 연소시켜서 에너지를 만든다. 이때 자동차 배기가스의 일부가 불완전 연소하는 것처럼 체내에 잘 반응하지 못한 산소 일부(1~2%)가 유해 활성산소로 변한다는 것은 이미 알려진 바다.

◆ 본래 활성산소는 외상이나 세균으로부터 우리 신체를 보호하기 위한 면역 시스템을 만들어주는 역할을 한다. 그러나 과잉으로 발생한 활성산소는 노화와 세포 파괴, 대사 이상을 촉진하고 나아가서 많은 질병의 원인이 된다. 다시 말해 몸을 활성산소가 상처 입히는 것이 노화이고, 세균 질병을 제외한 대부분 질환의 근원이라 할 수 있다. 자업자득이란 말은 우리 몸속에서 생기는 활성산소를 두고 한 말일 것이다. 질병을 연구하는 많은 의사가 이에 공감한다.

3. 어떤 상황일 때 활성산소가 많이 발생할까?

◆ 음식이 체내에서 에너지로 변할 때 : 세포 내의 미토콘드리아는 포도당이나 지방에서 전자를 빼내어 산소와 결합하여 체온이나 체력의 근원인 에너지를 생산한다. 이때 부산물로서 활성산소가 발생한다.

◆ 식품첨가물이 체내에 들어왔을 때 : 식품 보존제나 방부제 등이 체내로 들어오면 해독작용을 하는 효소가 발생하는데 이 효소가 첨가물을 분해할 때 활성산소가 발생한다.

◆ 스트레스가 쌓였을 때 : 스트레스를 받으면 부신호르몬이 분비되어 자극에 대항한다. 더욱이 긴장을 풀어주는 아미노산효소가 부신호르몬을 분해하기 때문에 활성산소가 발생한다.

◆ 자외선에 노출되었을 때 : 자외선이 피부 내의 물 분자와 반응하여 활성산소가 발생하고, 그 활성산소가 피부를 노화시키며 기미나 주근깨, 피부암의 원인이 된다.

◆ 현대생활 속에 있는 요인 : 수질이나 대기오염, 살충제, 방사선 치료제나 항암제, 전자파를 발생하는 전기기구, 과격한 운동과 노동, 담배나 지나친 음주 등 부차적으로 활성산소를 발생시키는 요인이 급격히 증가하고 있다.

◆ 따라서 과잉 활성산소를 제거하고 해로운 활성산소를 해가 없는 물로 만드는 것은 당연히 마이너스 수소 이온(H−)이다.

4. 임상 보고의 의미

◆ 이 마이너스 수소 이온의 개발자인 일본 오이카와 타네아키 박사의 연구를 의학적으로 응용한다는 것은 획기적인 발상이다.

◆ 일본에서 열린 「수소와 의료 심포지엄」은 일본 연구자, 의학자가 최신 정보를 연구 발표한 성과들이다.

◆ 이 연구발표는 인류를 수많은 질환으로부터 구하는 항산화 물질인 마이너스 수소 이온(H–)'을 세상에 알리는 '수소와 의료 연구회'의 업적이다.

5. 식용수소 체험기

◆ 대장암 수술후유증 거짓말처럼 사라져(경기도 수원 이○재)

◆ 만성신부전으로 복막 투석을……(서울 송파구 거여2동 임○옥)

◆ 중풍으로 쓰러졌다 다시 일어서다(경기도 화성 남양동 곽○준)

내 병은 내가 고치고
우리 가족은 내가 지킨다

자연정혈요법은 약물이나 의료장비를 전혀 사용하지 않고, 간단한 자연의 원리 하나로 거의 모든 병을 고치고 예방할 수 있는 민간요법이다.

1. 현대 의학의 문제점

◆ 세계 베스트셀러 『뇌내혁명』의 저자 하루야마 시게오는 의사 면허증과 한의사 면허증을 모두 가진 의학박사이며, 현재 일본 야마토(大和) 시에서 260여 개의 병실을 가진 전원후생 병원을 운영하고 있다. 『뇌내혁명』의 첫 장에서 그는 "현대 의학이 환자의 병을 치료할 수 있는 능력은 20% 정도뿐…… 나머지 80%는 치료하지도 못하는 것을 치료하는 체하며…… 이에 따른 의료비 낭비는 천문학적인

것”이라 말한다. 현대 의학이 환자의 병을 치료할 수 있는 능력은 20% 정도뿐이라는 말은 모든 의사가 인정하는 사실이다. EBS TV에서 동양의학을 강의한 바 있는 저명한 한의사 김홍ㅇ은 2001년 1월 2일 방영된 강의에서 “의사에게 너무 의존하지 마라. 만약 병을 고치는 비율이 30%가 되는 의사가 있다면 그는 명의에 속한다”고 말했다. 일반적인 의사가 병을 낫게 할 확률은 20% 이하일 것이다. 그렇다면 나머지 80%는 죽는 길뿐이다. 지금 이 순간에도 죽어가고 있다.

◆ 이상구 의학박사 강연내용에서 발췌한 이야기다. 최근 미국의 의료계에서 만화로 발표한 바로는 인간의 질병은 집안의 수도꼭지가 고장 나서 방바닥으로 물이 새는 것에 비유된다. 의사는 고장 난 수도를 고치지는 못하고 새어 나온 물을 열심히 청소하는 역할만 할 뿐이다. 현대 의학은 병의 근본원인을 해결 못 하고 끝없이 헛고생만 하고 있다는 뜻이다. 시간이 지나면서 수도꼭지는 점점 더 많이 새고, 청소도 포기해야 하는 단계, 즉 죽음이 오게 마련이다. 고장 난 수도꼭지를 고치는 방법이 현대 의학에는 없다. 즉 병의 근본원인을 해결하는 방법이 현대 의학에는 없다.

◆ 그동안 인류가 개발한 3대 약(페니실린, 스테로이드제, 항생제)이 백혈구를 약하게 만들고, 특히 항생제는 새로이 발생한 세균에 대해서는 효력이 없어서 환자의 생명을 구하지 못하는 사례가 국내에서도 속출하고 있다. 이는 현대 의사들이 항생제를 지나치게 남용했기 때문이다. 만약 현대 의학이 새로운(제4세대) 항생제를 속히 개발하지 못할 경우에는 이것이 대재앙을 부를 수도 있다고 예측하고 있다. 2004년 12월 국민건강보험공단과 식품의약안전처가 실시한 〈항생제 사용 실태조사〉에 따르면, '항생제가 감기 치료에 도움이 안 된다'고 대답하는 의사가 67%나 되었고, '도움이 안 되는 줄 알면서도 항생제를 과다 처방하고 있다'고 답하는 의사가 66%나 됐다. 이어 2006년 1월 초순, 항생제를 기준치 이상으로 사용한 병원의 명단을 공개하라는 법원의 판결이 내려졌다. 항생제는 우리 인체 면역체계에 너무도 해롭기 때문이다.

◆ 현대 의학에서는 병의 종류도 만 가지가 넘고(국제 질병 분류에 따르면 12,420종), 약물과 치료법도 만 가지가 넘는다. 30년을 공부하고 경험을 쌓은 의사 중에도 병과 약물의 종류를 다 아는 의사는 아무도 없다. 병은 이름 짓

기에 따라서는 천 가지도 되고 만 가지도 된다. 한 가지 병에 치료 방법은 백 가지가 넘고 약 이름도 백 가지가 넘는다. 현대 의학의 백과사전을 살펴보면 '피부병' 하나만 해도 그 종류가 수백 가지로 쪼개어지고 그에 따른 전문 의학 용어도 끝없이 전개된다. 그렇게 복잡하고 많은 전문용어를 30년 동안 다 암기한다 할지라도 환자를 치료하지 못한다면 무슨 소용인가?

◆ 의사협회는 힘센 이익단체다. 의사들의 이익(영업)에 방해되는 것이라면 무엇이든 자라기 전에 싹을 잘라 버린다. 특히 유망하고 인기 있는 대체의학을 경쟁 상대로 여겨, 없애는 일에도 총력을 다한다. 2013년 통계에 의하면 병원의 폐업(파산)률이 다른 업종과 비교할 때 가장 높았다. 의사가 되기 위해 10여 년간의 고생과 투자를 했지만 망한 것이다. 그들이 망하지 않으려면 유망하고 경쟁적인 대체의학을 없애버려야 한다.

◆ 대체의학이란 의사와 한의사들이 하지 않는 모든 치료법들(=각종 민간요법, 식이요법, 자연요법 등)을 지칭하는데, 그중에서 치료 효과가 탁월하여 널리 알려지려고 하

는 것에 대해서 의사협회는 모든 수단과 방법을 동원하여 전파되지 못하게 하고 이미 전파된 요법에 대해서는 나쁜 소문을 퍼트려서 방해를 일삼는다.

2. 우리 인간의 질병의 유형은 크게 2가지다

◆ 질병은 크게 세균성 질병(가벼운 병)과 순환기성 질병(무서운 병)으로 나눈다. 세균성 질병에는 감기, 콜레라, 장티푸스, 결핵, 종기, 메르스 등이 있다. 순환기성 질병에는 암, 고혈압, 심장병, 간 질환, 위장병, 두통, 탈모, 신장(콩팥)병, 신부전증, 백혈병, 피부병, 아토피 등이 있다. 피가 오염되고 찌꺼기가 발생하여 수많은 모세혈관을 막고 피흐름을 방해하여 발생하는 병이다. 늙어가는 이유도 이 때문이다. 현대 의학이 무서워하는 병이기도 하다. 10,000명 중 9,995명 정도는 이러한 순환기성 질병으로 사망한다. 나머지 5명은 세균성 전염병이나 안전사고, 자살 등으로 사망한다.

3. 늙고 병드는 이유

◆ 몸에는 수많은 모세혈관이 분포되어 있다. 나이를 먹으면서 이 모세혈관들은 어혈로 하나씩 둘씩 막히기 시작

하여 혈액순환을 어렵게 한다. 피가 잘 돌지 않으면 장기들의 기능도 떨어진다. 장기의 기능이 점점 떨어지면 결국 병들고 죽는다.

4. 어혈이란 무엇인가?

◆ 어혈의 종류에는 세 가지가 있다. 첫째는 끈끈한 어혈로서 모세혈관을 쉽게 통과하지 못하며, 둘째는 모세혈관에 꽉 막힌 새까만 어혈, 셋째는 먹물 같은 어혈로서 현대 의학의 혈전이나 콜레스테롤과는 개념이 다르다.

◆ 어혈이란 피흐름을 방해하거나 차단하는 피 찌꺼기(쓰레기)를 말한다. 모세혈관을 틀어막고 꼼짝 않고 멈춰버린 찌꺼기들이다. 모세혈관이 막히면 막힌 부분의 앞과 뒤에서 흐르던 피가 멈추어 버리는데, 멈춘 상태에서 오랜 시간이 지나면 죽은 피가 되어 시간이 흐르면서 점점 검은색으로 변하고, 어혈의 양은 점점 더 불어난다.

5. 어혈의 발생원인은 무엇일까?

◆ 어혈이 발생하는 정확한 원인은 하늘(조물주, 신, 대자연)만이 알 것이다. 우주 만물의 생성과 소멸의 이치를

어떻게 우리 인간이 설명할 수 있을까? 달걀이 닭이 되고 포도 씨가 포도 넝쿨로 변화하는 생명의 이치는 자연만이 아는 비밀이다. 원인은 매우 많겠지만, 대표적인 것 몇 가지만 추측해본다면 과로와 영양실조, 신체적 정신적 고통, 과식과 운동부족, 공해, 농약, 불량식품, 세균침투, 스트레스, 흡연(담배), 신장과 간 기능의 저하, 각종 약물의 복용 및 주사, 타박상이나 상처, 소고기 등의 포화지방이다. 소고기를 많이 먹는 미국은 헤비급 비만자들의 집합체라 할 정도이고, 생선을 많이 먹는 일본에는 비만 환자들이 매우 적다. 소고기를 절대로 먹지 않는 인도에는 비만 환자가 전혀 없다고 할 정도다. 그러나 흰 쌀밥과 밀가루를 많이 섭취하면 아랫배가 볼록 나오기도 한다. 고기를 꼭 먹어야 할 일이 있다면 삶아서 포화지방을 확실히 제거하고 먹어야 한다.

6. 인간은 태어나면서 몸 안에 100명의 명의를 지니고 있어 약이 필요 없다(히포크라테스)

◆ 백혈구는 신(神)이 만든 최대의 항생제이다. 백혈구는 우리 신체의 일부가 아니고 공생관계다. 어혈을 제거하여 혈액순환만 잘 되면 백혈구는 최대의 능력을 발휘하여 모

든 세균성 질병을 물리치고 예방한다.

◆ 연세대 의과대학 교수팀이 연구한 의사평균수명에 대한 논문을 보면, 대한민국 의사들의 평균수명은 일반인의 평균수명보다 15년 더 짧다. 일반인의 평균수명은 남자가 74.4세, 여자가 81.8세인데 의사는 61.7세다. 현대 의학의 한계를 엿볼 수 있다. 미국의 경우 18년 더 짧다.

7. 스스로 치유하는 자연치유법(민간요법)이 바로 그것이다

◆ 병의 종류가 아무리 많다고 할지라도, 하나로 압축하여 피 안 도는 병이라 하면 될 것이고, 약물과 치료법이 아무리 많다고 할지라도 하나로 압축하여 피가 잘 돌게 하는 방법이라 하면 된다. 그 이상도 그 이하도 아니다. 이 세상 누구에게 물어봐도, 어느 병원 어느 의사에게 물어봐도 몸에 피가 잘 돌아야 무병장수한다는 말은 변함이 없다. 피가 잘 돌아야 아픈 곳이 사라진다는 것은 동서고금의 진리이다. 약물이나 의료장비를 전혀 사용하지 않고, 간단한 자연의 원리 하나로 거의 모든 병을 고치고 예방할 수 있다.

◆ 나이가 들면서 혈관들이 피 찌꺼기(죽은 피)로 막히면서 병이 시작되고 늙고 결국에는 죽음이 온다. 이 찌꺼기만 청소하면 모든 병은 당장 사라진다. 병으로 죽어가는 사람도 어혈만 뽑아내면 살아나고, 장기는 완전히 정상으로 회복된다. 모든 병은 정혈요법으로 어혈(찌꺼기=오염된 피)만 제거하면 말끔히 치유된다. 누구나 쉽게 할 수 있다.

8. 병 잘 고치는 사람이 진정한 의사다!

◆ 누구나 병 잘 고치면 존경받고, 병 못 고치면 병원도 소용이 없다. 인간의 생명이 가장 존귀하다. 병으로 고통받고 죽어가는 사람에게는 병 잘 고치는 방법이 가장 절실하다. 중국의 정치가 등소평은 "면허 있는 의사라 할지라도 병 못 고치면 의사가 아니며, 면허 없는 사람도 병 고치면 의사다"라고 말했다.

◆ 유네스코기록문화유산인 의학서 『동의보감』을 집필한, 400년 전 조선 시대 명의였던 허준은 의사 면허증이 있었던가!

◆ 전 부산고법의 의료법 담당 황종국 부장판사가 1992

년 무면허 침구사에 대한 구속영장을 기각하면서 "병 잘 고치는 사람이 진정한 의사"라고 말해 당시 화제가 되었던 사건을 기억하십니까?

◆ 침술의 화타 구당 김남수옹(102세)은 2008년 한의사들의 고발로 검찰기소유예를, 2011년 11월 헌법재판소 승소, 2016년 8월 대법원 2년간 심리 끝에 원고 승소로 서울고법으로 파기환송함으로 건강지식을 배우는 것은 국민의 권리로서 법원이 판단한 획기적인 현실입니다.

9. 자연정혈요법 한의사 및 약사의 체험사례

한의사 : 본인은 한방 의료에 40여 년을 몸담아 왔지만, 그동안의 공부는 헛공부였다. 몸속의 죽은 피(=어혈)를 뽑아 없애면 병이 낫는다는 것은 불변의 진리다. 이것은 우리 민족의 자산일 뿐만 아니라 모든 인류의 자산이다. 정혈요법은 서둘러 국가적인 차원에서 국책사업으로 추진되어야 한다. 이것 하나만 제대로 살리면 IT 전자 첨단 산업은 아무것도 아니다. 우리 모두 동참해야 한다.

약사 : 서울에서 19명의 약사를 고용하여 대규모 약국을

운영하는 약사 한성○ 씨 : 내가 평생을 약국을 하면서 많은 환자와 대화를 했지만, 약사로서 병을 고쳤다는 개념을 한 번도 가져본 적이 없었다. 돈은 벌었지만, 결과적으로는 아무 병도 고치지 못했다. 인체에 (약물을) 주입하는 것만 생각했지 (어혈을) 뽑아서 버린다는 생각은 못 했던 것이다. 어혈의 존재는 분명히 알고 있었지만 없애는 방법을 몰랐던 것인데, 이번 기회에 내 몸에서 어혈이 나온 것을 눈으로 보게 되었다. 자연정혈요법이 앞으로 무궁한 발전과 미래가 있다고 생각한다.

이외에도 보통사람이 스스로 체험한 치료사례들도 무수히 많이 있다.(홈페이지 참조)

10. 기타

◆ 유혈역유수(流血逆流水)란 피의 흐름은 물의 흐름과 반대라는 뜻이다. 물은 천년만년을 흘러도 막힘이 없는데 인간의 피는 100년도 흐르지 못하고 막힘으로써 죽음이 온다.

◆ 사람의 육체는 인간(의사)이 만든 것이 아니고 신(神)

이 자연의 섭리로 만들었다. 사람의 질병은 의사가 만든 약이나 기계로 치료할 수 없다. 자연의 법칙으로 치료하면 기적처럼 낫는다. 병이 올 수도 없다.

◆ 혈액 속에는 맑은 물만 있는 것이 아니다. 백혈구도 적혈구도 있지만 갖가지 노폐물과 찌꺼기들이 있다. 세균이나 중금속과 싸우다가 사망한 백혈구의 시체와 산화(소비, 흡수)하지 못한 지방과 단백질, 체세포의 배설물, 죽어버린 체세포, 항생제, 진통제 등의 각종 화학물질……. 이루 다 헤아릴 수 없는 오염물질들이 끈적끈적 뒤엉겨서 피 속에 떠다니다가 모세혈관에 조금씩 걸려서 나이가 들어 갈수록 막힘이 시작 되고 혈관이 막히면 산소와 영양분이 공급 되지 못하여 조직의 괴사가 일어나면 질병의 징후 들이 나타나기 시작된다고 할 것입니다.

◆ 자연정혈요법은 약물이나 주사를 이용하지 않고 자연의 간단한 원리를 이용하여 첫째 피를 맑게 하고, 둘째 수천 수억의 모세혈관에 막힌 찌꺼기를 제거하여 피를 잘 흐르게 한다. 그리고 시간이 걸리지 않고 당장 치료 효과가 나타난다. 또한 염려되는 부작용이나 재발은 있을 수

없음은 누가 보아도 명명백백하다고 할 것입니다.

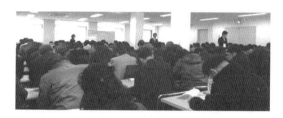

자연정혈요법시험 응시 모습

생혈(좋은피) : 탈지면에스며든다.
어혈(병든피, 죽은피) : 스며들지않고 엉킨다.

◆ 식용수소 및 자연정혈요법(JC요법)에 관한 자세한 내
  용을 알아보려면 다음넷에 '건강장수'를 쳐보세요.
▷ (식용수소)건강장수: http://cafe.daum.net/cuok9988
▷ (민간요법)자정요법: http://ab88.kr/h55/ja

민간요법인
자연정혈요법의 이해

　자연정혈요법은 약물이나 의료장비를 전혀 사용하지 않고, 간단한 자연의 원리 하나로 각자의 가정에서 거의 모든 병을 고치고 예방할 수 있는 민간요법이라고 앞에서 말하고 있다. 필자도 자격증을 취득 후 가족은 물론 저 자신이 체험한 결론부터 먼저 말을 하자면 우선 위의 건강 정보 내용에 전적으로 공감을 표합니다.

　자연정혈요법의 안내편, 이론편과 실습편을 자세하게 설명할 수는 없지만, 이해를 돕기위해 요약하여 설명하면 자연의 이치에 따라 지구상에서 살아있는 생명은 유한하며 우리 인간과 같이 함께하는 시설물이나 도구 등은 언젠가는 허물어지거나 부식되어 효용가치를 반드시 잃어버리게 됩니다.

우리 인간의 최대 수명은 120~140세라고 하며 자동차는 20년 내외 일 것입니다. 그러나 인간은 평균 80세 전후로 사망하고 있으며, 자동차는 10여 년 내외로 교체가 이루어지고 있는 현실입니다.

인간 생명의 원천은 '피'에 있습니다. 피가 부족하면 살수가 없습니다. 피는 의학이나 과학으로 만들 수가 없습니다. 그래서 부족하면 남의 피를 수혈을 받지 않습니까. 우리 몸 스스로 만들어지도록 신(조물주)만이 알 수 있을 것입니다. 피가 우리 몸 구석구석 잘 돌아야 건강하다는 것입니다. 이 말을 동서고금을 막론하고 진리일 것입니다. 피속에는 우리 몸의 필요한 영양분과 산소를 60조 개 우리몸의 세포에 전달하여 하루에 필요한 에너지를 만들고 불순물 배출을 도와 생명을 유지하고 있는 것입니다.

그런데 세월이 흐를수록 우리 혈관 속의 피는 먹는 음식, 미세먼지와 오염된 공기, 외상, 스트레스 등을 통하여어혈(피 찌꺼기)이 40대에는 40%, 50대는 50%, 60대는60% 이상으로 발생한다고 합니다. 세월의 흐름에 따라 점점 불어나 혈관은 좁아지고 나아가 막히게 되면 40세에각종 질병이 발생하고, 60세에 중한 질병이 발병하여 고통을 받아가며 특히 협심증, 뇌졸중, 심근경색 등 혈관성 질환으로부터 많은 생명을 잃어버리게 됩니다.

　우리 몸 속 혈관의 길이는 총 10~12만km 정도인데 그 속에 있는 피의 양도 정해져 있을 것입니다. 그런데 가만히 생각해보세요. 상하수도관도 세월이 흐르면 부식하거나 관 속에 이물질이 쌓여 수도관이 터져 누수가 되거나 수압이 약해지는 것을 생활 속에서 볼 수 있습니다. 또한 자동차도 오래되면 엔진이 망가지고 부식으로 인하여 차량 수명을 다하게 되는 것과 같이 우리 몸도 나이가 들면 어혈로 인하여 혈관 벽에 이물질이 쌓이게 되고 어혈이 머리카락 굵기의 십 분의 일밖에 되지 않는 모세혈관부터 막히게 되면 피가 흐를 수 없고 또한 피 생성이 되지 못할 것입니다. 그러면 우리 몸 구석구석 각자 조직의 기능이 떨어져 질병이 유발하고 나아가 중병에 이르게 되어 결국 사망하게 될 것입니다.

　즉 피부의 살점이 떨어져 나간 곳에는 새로운 살점이 돋아나듯이 혈관 속에 있는 어혈을 제거하지 않는 이상 새로운 피가 생겨날 이유가 없는 것입니다. 따라서 세월이 흐르면 생명과 직결되는 몸속 주요 장기의 혈관에 어혈로 막히거나 이른 나이에도 생명과 직결되는 주요 장기의 혈관이 막힌다면 조기에 생명을 잃는 이치 일 것입니다. 즉 한마디로 몸속에 피만 잘 통하면 우리 피 속에는 신이 만든 최대의 항생제인 백혈구가 있어 모든 세균성 질병을 물리치고 예방한다.

의사가 병을 치료해주는 것이 아니라 우리 인체 스스로 치유를 하는 것이고 다만 의사는 질병이 개선되도록 도와준다고 합니다. 그런데 우리의 현실은 어떻습니까? 조금만 아파도 병원에 가면 만사형통인 것처럼 병원부터 찾는 현실이 되고 있습니다.

여기에 반증이라도 하듯이 1991년 노벨의학상 후보에 올랐던 미국의 탁터 웰렉이 질병과 반 건강상태에서 시달리고 있는 현대인들에게는 저렴한 비용으로 각종 질병을 예방하고 상태를 현저히 완화할 수 있는 방법을 제시하였으며, 자신들의 이익의 극대화에 여념이 없는 의사들에는 각종 통계자료를 통하여 부끄러운 자화상을 돌아보게 함으로써 생명을 다루는 의사 본연의 자세로 돌아갈 것을 촉구하는 준엄한 경고의 메시지를 담고 있는『죽은 의사는 거짓말을 하지 않습니다』라는 책을 읽어보기를 권유합니다.

　그동안 종합적으로 필자는 물론 가족들이 마루타가 되어 몸속의 어혈을 뽑아 버리는 체험을 통하여 몸의 항상성이 향진되었음을 감히 말씀 드릴 수 있기에 보통사람이면 누구나가 쉽게 배울 수 있는 자연정혈요법을 습득하여 가정마다 내 병은 내가 고치고 우리 가족은 내가 지킬 수 있기를 기원 합니다.

맺는말

　고귀한 정보 끝까지 읽어 주셔서 감사를 드리며, 조금이라도 도움이 되었기를 바랍니다. 필자는 2010년에 일본 식용수소에 대한 값진 정보를 처음으로 접하고 복용 및 중단을 반복하다가 의구심을 가지고 관련 서적 및 식용수소를 인류사상 최초로 만든 천재적인 과학자이신 미국의 플래너건 박사를 살펴보면서 정보의 보관 및 공유의 필요성을 인식하고 「건강장수」 다음카페를 개설·운영하게 되었습니다.

　그러던 중 2012년 6월 뇌졸중으로 갑자기 쓰러진 가족이 있었고, 당시 식용수소로 기적과 같은 치료 체험을 직접 주도했습니다. 그 생생한 경험이 더욱더 식용수소에 대한 신뢰를 하게 된 결정적 계기가 되었습니다.

그리고 2013년에 민간요법인 자연정혈요법을 접하게 되었습니다. 일반인은 물론 의사와 약사도 체험한 자연치유법이라 하여, 필자는 몸소 마루타가 되어 체험하고 가족에게도 권하여 건강 증진을 도모하고 있습니다.

필자의 체험과 정보를 분석하여 판단한 바로는 식용수소와 자연정혈요법의 궁극적인 치료원리는 혈액순환이라는 점에서 일부 일맥상통합니다. 이는 최초로 공표된 바이며, 한마디로 그 효능은 '질병 예방·치료 및 수명 연장', 즉 '동안100세 건강 장수'로 귀결된다고 보아야 하겠습니다.

'돈을 잃으면 조금 잃는 것이고, 명예를 잃으면 많은 것을 잃고, 건강을 잃으면 인생 전부를 잃는다'고 하였습니다. 미국의 갑부 석유왕 록펠러를 보듯이 돈과 명예가 건강 앞에 무슨 소용이 있었겠습니까. 이 세상에서 나에게 가장 소중한 것은 건강이라 생각합니다. 이 말을 부인할 사람은 이 세상에 아무도 없을 것입니다.

이 소중하고 고귀한 건강 정보를 가정에 잘 활용하여 21세기 100세 시대에 걸맞게 건강 장수를 누릴 수 있도록 가족 건강 증진에 보탬이 되기를 소원(所願)하는 바입니다.

[부록]

◈ 식용수소 체험사례

◈ 자연정혈요법 체험사례

◈ 수소의 건강 관련 임상연구

◈ 자가진단 건강 체크 리스트

◈ 패트릭 플래너건 박사 주요업적

◈ 미국 본사 사이트에 소개된 패트릭 플래너건 박사

◈ 세계 3대 기적의 물과 훈자의 물

◈ 언론 보도자료

◈「건강장수」및「자연정혈요법」운영 홈페이지 메인화면

식용수소 체험사례

사례1_ 간경변

일본 가나가와 현에 살고 NTT의 현역과장으로 근무하고 있는 사이토 아키라(58세) 씨로부터 C형 간염에 의한 간경변이 개선되었다는 보고가 있었다. "복수가 차고 주기적인 고열 등의 증상이 있었으나 복용한 지 한 달 만에 복수가 줄고 현재는 복수가 전혀 없습니다. 식사도 제대로 할 수 있고, 거무죽죽했던 얼굴도 주변 사람들로부터 얼굴색이 좋아졌다는 이야기를 들을 정도로 밝아졌습니다. 식용수소는 나같이 불치병으로 고통받고, 절망에 빠진 환자들에게 밝은 희망을 가져다주었습니다. 우주로부터 온 선물이라고 믿으며 진심으로 감사드립니다."

사례2_ 자율신경실조증

니이카타 시에 사는 가토 마사토(47세) 씨는 자율신경실조증이 식용수소로 개선되어 즐거운 나날을 보내고 있다고 보고해 주었다. "많은 일로 잠잘 시간도 없이 보내던 중 갑자기 심한 현기증과 구토, 두통, 심장 두근거림이 생겼고, 특히 심한 목 통증까지 이르러 병원에 가 보았더니 아무런 이상이 없다고 했습니다. 그러나 통증은 나날이 더했고, 여러 군데 병원진찰을 받은 결과 병명은 자율신경실조증이었습니다. 당시 몸은 최악이었으며 처방 약은 아무런 효과가 없었습니다. 그때 친구가 권해준 수소분말이 들어간 보조식품이었습니다. 바로 구매하여 먹었더니 약 10분 후에 몸이 따뜻해지고 머리가 가벼워졌습니다. 얼마 지나지 않아 목의 통증도 믿을 수 없을 정도로 좋아졌던 일을 지금도 선명하게 기억합니다. 저와 같은 고통을 겪고 있는 분들께 섭취하면 즉시 효과가 나타나는, 수소분말이 들어간 건강보조식품을 꼭 권해드리고 싶습니다."

사례3_ 만성 관절 류머티즘

이바라키 현에 사는 오다기리 시게카(50세) 씨는 류머티즘 통증이 많이 좋아졌다고 보고해 주었다. "42세 때 관절

류머티즘이라는 진단을 받았습니다. 모든 관절을 바늘로 찌르는 듯한 극심한 통증으로 비참한 날이 시작되었습니다. 투병 중에 많은 세월이 흘렀고, 그런 가운데 아는 사람이 식용수소 분말을 권해줘서 섭취하기 시작하였습니다. 복용 이틀째부터 변화가 생겼습니다. 통증이 줄어들어 30~40kg의 물건도 들 수 있고, 4~5일 후에는 트럭운전석에서 뛰어내릴 수 있게 되었습니다. 한 달 후에는 부풀어 있던 양 손목의 부기가 빠졌고, 두 달 후에는 통증이 거의 사라지고 손가락 관절을 움직여 소리를 낼 수 있을 정도가 되었습니다. 죽을 때까지도 고칠 수 없는 병으로 생각하며 고통받았던 저에게 이전에는 상상할 수 없었던 일들이 가능해졌습니다. 반신반의로 섭취하기 시작했던 식용수소 건강보조식품이었는데 이렇게까지 좋아져 진심으로 감사한 마음입니다."

사례4_ 알코올성 간경변, 위궤양, 식도 정맥류

이바라키 현에 사는 사쿠마 아키라 씨는 2007년 8월 11일에 회사에서 피를 토하고 하혈을 하며 쓰러졌다. "구급차로 병원 후송되어 간경변, 위궤양 등의 진단을 받았습니다. 의식이 몽롱하고 배에는 복수가 차고, 얼굴빛은 흙빛이며, 눈은 풀리고, 출혈과 다리부종 등 몸은 최악의 상태였습니다. 의사 선생님은 위험한 상태이므로 가족들에게 잘 지켜보라고까지 하였습니다. 가족들이 절망하고 있는 가운데 아내는 친구로부터 수소분말 보조식품이 몸에 좋다고 들은 이야기를 생각해 내고 즉시 구입하여 의사 선생 모르게 1일 8차례 섭취하게 했습니다. 이틀째부터 원기를 찾아 가며 소변이 대량으로 나오고 눈에 생기가 돌아오는 등 놀라운 일이 일어났습니다. 더더욱 놀라운 일은 입원 4일째에 집중치료실에서 일반실(6인실)로 옮겼다는 사실입니다. 시간의 경과에 따른 상태는 다음과 같습니다.

8월 16일 : 다리의 부종이 없어짐, 복수가 줄고, 죽으로 식사 가능

8월 17일 : 링거종료, 양을 늘려 복용

9월 3일 : 초음파 검사로 복수가 완전히 사라진 것을 확인하고 의사가 놀람

9월 7일 : 퇴원

현재도 건강한 나날을 보내고 있습니다.

사례5_ 뇌경색

식용수소 효능을 직접 체험한 저자의 사례다. 나는 2012년 6월 8일 오후 2시경에 장모님께서 갑자기 쓰러졌다는

아내의 급보를 접했다. 20분 뒤에 ○○한의원에 도착해보니 과정이 이러하였다. 장모님은 친구들과 함께 있었는데, 오후 1시 반 경에 갑자기 일어서다가 오른쪽으로 쓰러졌다. 곧바로 한 친구가 가까운 한의원으로 부축하고 이동하여 한의사의 응급처방으로 침 치료를 마친 상황이었다. 의사가 병원으로 가서 사진을 찍어보고 정확한 치료를 받으시라는 말을 하고 있는데 본인이 막 진료실로 들어선 것이다.

환자가 나간 뒤 한의사 선생님과 자세한 이야기를 나누었다. 환자가 일단 의식은 있고, 혼자서 걷지는 못하는 상황이고, 오른쪽 다리와 팔이 힘이 없고, 말소리가 힘이 없고 어눌한 것으로 보아 중풍(뇌졸중)이라는 진단소견을 피력했다. 아내와 의논하여 일단 나는 뇌 사진(MRI)을 찍어볼 생각으로 장비가 잘 갖춰진 ○○병원으로 긴급하게 후송하여 응급실에 접수한 후 담당 의사의 진료 차례를 함께 기다리고 있었다.

진료실 앞에서 대기 중에 이런저런 복잡한 심경이 되면서 아내의 눈에는 어느새 눈물이 글썽거렸다 일 초가 한 시간 같은 시간이 흐르는 사이에 불현듯 식용수소가 내 머리에 스쳐 지나갔다. 왜냐하면 본인도 과거 뇌졸중과 유사한 경험을 했었기에 이미 2011년 9월부터 각종 난치성 질병에 효능이 좋다는 식용수소에 대한 과학적·의학적인 정보를 접하고 복용·중단 반복 체험을 하고 있었고 또한 나름대로 수소와 관련된 「건강장수」 홈페이지 관리로 많은 건강 정보를 이미 알고 있었기 때문이다. 그러나 당시 아내는 식용수소에 대한 관심과 신뢰가 그다지 없었던 것이 사실이었다.

하여 나는 아무런 말도 없이 사무실로 한걸음에 달려가서 식용수소 한 병을 가져와 병원 슈퍼에서 물 한 병을 싸서 장모님이 식용수소 3알을 한꺼번에 복용하게 했다(평소 정상인 1회 1알/2회). 대기 30분이 지날 무렵에 의사의 진료상담을 받게 됐고, 말도 어눌하고 입도 돌아가고 오른쪽 팔을 올리지도 못하고 혼자서 정상적인 보행을 못 하는 정황을 봐서 일단은 뇌졸중(뇌경색)이라고 진단을 내렸다. 그리하여 우선 뇌 엠아르아이 사진을 찍어보게 되었다.

현재로써 치료할 방법과 치료 기간을 물어보았다. 지금 당장은 혈액순환이 잘 되게 혈전 용해 링거 주사와 일반 링거가 처방되리라고 하였다. 발병시간이 얼마 지나지 않았기 때문에 사진(MRI)에 잘 나올지는 모르지만 당일과 명일, 그리고 일주일 후에 사진을 찍어보자고 하였다. 2주 정도 입원치료를 하고 나중에 집에서 운동치료를 병행

해야 한다고 하면서, 일단 발병부위가 더 늘어났으면 났지 정상으로 될 수는 없다고 말했다. 그리고 한 시간 뒤 당일 MRI 사진 결과 뇌경색으로 판명되었다. 사진에는 백 원짜리 동전 크기의 뇌 왼쪽 일부분이 뿌옇게 나타났으며 의사 선생님의 확진이 내려졌다. 이를 아내와 함께 확인했다.

그러나 식용수소를 복용한 지 30여 분이 경과한 시간부터 믿지 못할, 이미 기적 같은 일이 일어나고 있었다. 의사의 확진을 받은 후 병실이 없어 우선 응급실에서 대기하기 위해 장모님을 양쪽에서 부축해서 응급실로 가는 중이었다. 별안간 장모님은 이상하다고 하시면서 혼자서 디딜 수 없었던 오른쪽 발이 정상처럼 느껴진다고 했다. "어! 이상하다! 이상하다!" 더 또렷한 발음으로 연발하며 응급실로 갔다. 나는 책에서 유사한 사례를 보았고 믿었기에 좋은 현상으로 느낄 수 있었다. 그리고 오후 5시까지 응급실 침대에 누워 있는 동안 말도 잘하게 되었고, 오른팔과 다리를 들어보라고 중간중간에 확인하였는데 처음보다 훨씬 나아졌음을 알 수 있었다. 그리고 양손을 서로 잡고 꽉 쥐어 보라고 하니 처음보다 더 큰 힘을 느낄 수 있었다.

나는 다시 용기를 드리며 일주일 내로 퇴원 가능하실 거라고 말했다. 장모님도 얼굴이 밝아 보였다. 그리고 다음

날인 6월 9일 아침에 식사 후 식용수소 3알을 복용하게 하고, 뇌경색이 있는 부분만 다시 사진을 찍었다. 의사와 상담한 아내에게서 전화가 왔다. 조금은 격앙된 목소리로, "어저께 찍은 뇌 오른쪽 사진에 뿌옇던 부분이 거의 없어졌대요. 의사 선생님도 조금은 이상하다는 듯이 이 정도면 일주일 만에 퇴원도 가능하다고 말했어요." 그리고 여태껏 좀처럼 들어보지 못한 소리를 들었다. "고마워, 고마워." 만감이 교차하면서 나도 가슴이 뭉클했다.

장모님은 혼자서 보행은 물론 말소리도 뚜렷하였고 손가락 힘도 정상으로 돌아와 있었다. 장모님도 김 서방 고마워, 하면서 가족들 모두가 웃을 수 있는 여유를 가지게 되었습니다. 6월 11일에는 정상 상태라서 믿어지지가 않을 정도였다. 의사는 일주일 안에 퇴원 가능하다고 했다. 이러한 일련의 사태를 환자 본인은 물론이고 가족들이 모두가 인정하여, 앞으로 식용수소의 마니아가 될 것 같다고 했다. 물론 식용수소 복용 사실을 의사에게는 말하지 않았다. 기회가 되면 우회적으로 정보만 전달하고 싶다.

지난 10개월 동안 수소 관련 서적 등을 통해 습득한 식용수소의 효능을 생각할 때 기적과 같은 이 모든 사실은 패트릭 플래너건 박사와 오이카와 타네아키 박사 덕분이다. 식용수소 개발의 아버지라 일컬어지는 천재 과학자 패트릭 플래너건 박사는 생명체 내에서 중금속을 배출하는 실리카하이드라이드파워Slillicar Hygdride Power라는 미네랄을 개발하여 이 미네랄에 수소 이온을 부착하여 식용수소를 개발하였으며, 이 제품의 임상적인 실험을 통해 8편의 수소와 건강에 관련한 논문이 발표되었다. 이 논문은 일본의 수소연구에 바탕이 되었으며 그 대표적 인물이 『수소의 가능성』 저자인 오이카와 타네아키 박사로 알려져 있다. 이러한 의학박사들 덕분에 식용수소가 개발되고 보급되었으니 감사한 일이다. 또한 식용수소의 즉효성과 과학성에도 거듭 감사할 따름이다. 이외에도 필자가 직접 체험 주도한 내용은 홈페이지의 수소복용 개선 사례(NO16, NO33, NO37, NO38)를 참고 바랍니다.

자연정혈요법 체험사례

사례1_ 뇌졸중

유난히도 2009년 겨울은 추웠던 것 같다. 신문 지상에
도 뇌경색 환자가 늘었다는 기사를 어제 읽었는데 그게 바
로 내 가족에게 닥칠 줄이야. 집사람이 12월 뇌경색 판정
을 받은 후 병원에서 입원치료를 하면서 정말 답답하였다.

무엇 때문에 그렇게 뇌경색이 왔는지. 어느 부분이 막혔
는지 차후 어떻게 되는지 정말 궁금하고 답답했지만, 의사
선생님은 MRI 찍은 사진을 보여주며 뇌가 많이 상했으니
사후 관리 잘하셔야 한다고만 했다. 어떻게 관리해야 하느
냐고 물어도 아무 대답이 없었다.

답답한 심정에 인터넷 여기저기 뒤져보며 뇌출혈 뇌경색
으로 고생하며 고통을 나누는 어느 한 홈페이지를 찾았

다. 나보다 더 어렵고 고생하는 분들이 이 세상에 많은 것이 정말 놀라웠다. 이렇게 아픈 분이 많았다니, 조금의 위로가 되었다.

집사람이 고생한 것에 대해 새삼 깨닫고 정말 이제부터라도 잘해주어야겠다고 다짐했다. 그러나 무엇을 어떻게 잘해주어야 하는지 답답했다. 병원 약은 큰 차도가 없고 집사람의 얼굴 부기는 빠지질 않았는데 의사는 한 달이 지나자 퇴원해서 관리 잘하라는 말뿐, 계속해서 죽을 때까지 고혈압약과 혈전 용해제를 먹어야 하는 상황이었다. 그러던 중 자연정혈요법이 눈에 들어왔다. 의사에게 답을 못 얻고 아내를 퇴원시킨 나로서는 지푸라기라도 잡으려는 심정으로 열중하게 되었다.

책도 사고 부항 가방도 사고 해서 부랴부랴 시작했다. 신장에서 정말 많은 양의 어혈이 나왔다. 그러던 중 아버님이(82세) 엄지발가락이 부어올라 파란색으로 변하셨다. 통풍인가 싶어 한의원에서 이틀 치료받고 침과 한약도 받아왔으나 별 차도가 없으셨다. "아버님 그럼 혈액순환이 안 돼서 그러는 거니 사혈 해보시겠습니까?" 하니 흔쾌히 허락하셨다. 신장 2회 사혈 후 엄지발가락 둘째발가락 사이에 1회 사혈하니 다음날에야 발가락이 파란 것이 없어지고 피부색이 나고 덜 아프다 하셨다. 혈액순환이 이렇게 중요하다는 것을 깨달았다.

그걸 보신 어머님은 "애야 허리가 찢어지게 아프구나, 나도 해다오" 하셨다. 신장 6회 사혈하니 허리가 찢어지게 아픈 것이 정말 눈 녹듯이 없어졌다 하시며 쑥을 캐러 산에 다니신다. 정말 책에 쓰인 대로 내가 마술사가 된 것 같았다.

집사람 때문에 시작한 사혈이 아버님 어머님 건강을 이렇게 지켜드리게 될 줄 몰랐다. 고령의 부모님이 위급한 사항이 되었을 때 사혈해드리라는 책 속의 내용을 지켰다. 내 가족을 지켰다. 책대로 안 했다면 지금쯤 아버님은 발을 수술해야 하니 마니, 어머님은 허리 디스크 수술한 것이 재발하여 재수술해야 하니 마니 소란스러웠을 것이다. 곽 선생님께 감사의 마음을 전해드리려 했는데 이 지면을 통해 드리게 되어 기쁘다.

집사람의 뇌경색이 더는 진척되지 않고 조금씩 부기가 얼굴 눈 쪽으로 빠지는 것을 볼 때, 정말 뇌경색은 어려운 병이란 것을 새삼 깨닫는다. 집사람은 이제 9차 신장 사혈을 끝내고 3개월 휴식시간에 들어가 있다. 자연정혈요법이 없었다면 더 큰 병원, 아는 의사 선생님 등을 수소문하며

시간 돈 낭비하면서 시간을 보내고 있었을 것이다. 지금은 행복하다. (조항○ 올림)

사례2_ 가슴이 뜨끔뜨끔

지난날 병원에 갖다 바친 돈과 시간을 생각하면 어이가 없습니다. 몇 년 전에 오른쪽 배가 가끔 뜨끔뜨끔 아파서 서울대학병원에 다닌 적이 있습니다. 못 참을 정도는 아니었지만 오십을 넘긴 나이에 배 속이 아픈 것은 꼭 암일 것 같은 생각이 들어서 하루하루가 불안하였습니다. 특진 교수는 3개월 이상 예약이 밀려 있어서 포기하고 일반진료를 받았습니다. 첫날 아픈 곳을 의사 선생님께 설명하고, 며칠 후에 12시간 굶고 위내시경, 피검사, 초음파, 엑스레이, 대장검사 등등을 받았는데 가스가 찬 것 같다며 별 이상이 없다고 3개월 치 약 처방을 받았습니다. 그 후 착실히 복용하였으나 처음 며칠 동안만 조금 괜찮다가 똑같다고 했더니 무슨 약을 빼고 무슨 약을 더 추가했다며 30일 치를 처방해주었습니다. 그렇게 몇 번을 반복하다가 답답해서 종합검사를 해달라고 했더니 순환기내과로 예약을 잡아줘서 혈압이 조금 높다며 협심증, 운동 부하, 관상동맥 시술 등등 이름도 처음 들어보는 여러 가지 검사를 받았으나 별 이상이 없었습니다.

암이 아니어서 조금은 안심되었지만, 가끔 뜨끔뜨끔하는 증세는 여전하였습니다. 그 뒤로 일산에서 유명하다는 내과의원에 가서 수면 내시경, 피검사, 소변검사, 대변검사, 대장검사 등을 또 받았으나 이상이 없다고 하였습니다. 그런데도 내가 증세를 자꾸 호소하니까 너무 예민한 것 같다고 하였습니다. 그 후 약 처방 3개월, 또 1개월, 또 반복 복용하여 오던 중 2006년 6월 어느 날 인터넷으로 지식검색 간암 위암의 초기증세 등을 검색하다가 자연정혈요법을 알게 되었습니다. 처음엔 반신반의하면서 교재를 구입했고 밤새워 읽었습니다. 내 병을 내가 고칠 수 있다는 것에 더불어 위장 혈과 간장 혈이 확실히 설명되어 있어서 반갑고 흥분되었습니다. 아주 어린 시절 고향에서 이웃 할아버지가 간장 종지로 하는 것을 본 기억이 희미하게 있어서 이해는 빨리 되었습니다.

만고 진리인 몸속 나쁜 피, 어혈은 빼내야 건강할 수 있다는 생각엔 변함이 없었습니다. 부항기를 주문하고 매주 등산모임의 동호인 S 씨(여, 45세)한테 자정 사혈에 대하여 설명을 하고 신장 사혈을 부탁하였더니 흔쾌히 승낙하면서 자기도 기관지가 안 좋아서 한의원에서 침을 맞았는데 사혈을 해달라고 해서 10월 17일 1회 신장 사혈을 사무실에서 내가 먼저하고 다음에 S 씨가 하였습니다.

시꺼먼 어혈이 놀란 정도로 많이 나왔습니다. 저는 현재 10회, S 씨는 9회 하고 휴식 중이며 배 아픈 것은 당연히 괜찮아졌습니다. 지난 몇 년 동안 서울대학병원이나 내과의원 다니며 각종 검사비나 약값 든 것, 시간 낭비를 생각하면 아깝기도 하고 참으로 어이가 없습니다. 책에서 밝힌 대로 병은 나아지지도 않고 돈 갖다 바치고 몸에 해로운 각종 항생제 소염제 등만 2년 이상 복용하였습니다. 웃음 밖에 안 나옵니다. 지금도 고통 속에서 불안에 떨며 각종 질병에 신음할 환자들을 생각하면 안타깝습니다.

왠지 모르지만, 기분이 상쾌한 것, 얼굴 피부가 부드러워진 것, 코감기 발톱 무좀이 호전되고 있는 것 등이 모두 효능인 것 같습니다. 특히 앞으로 어떤 무서운 병도 예방할 수 있다는 것이 든든합니다. S 씨도 여러 가지 불편했던 점들이 좋아지고 있답니다. 해마다 겨울이면 목감기가 심하게 왔는데 현재까지 이상 없답니다. 다음에는 이웃 형님의 고혈압을 깨끗하게 치료하고 조금만 과로하면 편도선이 붓는다는 영어 학원 여원장을 치료할 계획입니다. 감사합니다! (고양시 김용○)

사례3_ 의사가 의아해 하더랍니다

광주에 있는 저의 처남이 비만, 당뇨, 고혈압, 신장결석, 담석, 지방간이 있어서 지난 구정에 가서 공동 혈과 신장혈을 3개월간 계속하게 했습니다. 혹시 그만둘까 봐서 10일마다 전화를 해서 꼭 실시하게 했습니다. 그리고 운동과 목욕을 열심히 하게 했습니다. 어혈이 잘 나온다고 하여 5월까지 한 후 3개월 휴식하게 했더니 5개월을 쉬어버린 겁니다.

컨디션도 좋고 체중도 5kg 이상 빠졌는데 그래도 뱃살이 많아서 어떤 분의 권유로 종합검진을 받았다고 합니다. 그런데 글쎄 지방간 수치도 줄었고, 당뇨도 괜찮다 하고, 혈압도 낮아졌고, 2.2cm이던 신장결석이 1.5cm로 줄었고, 쓸개 담석은 아예 없어졌다고 의사가 의아해 하더랍니다. 운동을 계속했기 때문인가 했는데 이번에 자정요법을 상기시켜 줬더니 "아! 맞다! 어혈을 빼서 그렇구나!" 하고 이제야 건강을 되찾은 것에 대해 고맙다고 인사를 했습니다. 하여튼 신기합니다. 피만 깨끗해지면 병은 눈 녹듯이 사라지고 건강을 되찾습니다. 자연정혈요법 만세입니다. (부산에서 은종이)

사례4_ 노벨 의학상 감입니다

복부와 등에 기본 사혈만 알뜰히 하고 1년 정도 쉬었습니다. 시베리아에 살면서 이미 2년이 지난 지금 그 효과가 계속되어 50대 말이지만 아주 건강한 상태에 있습니다. 이 과정에서 많은 건강 상식을 얻었습니다. 한 마디로 JC 치료법은 놀랍습니다. 감사를 드립니다. 그러나 처음 1년 동안은 체중이 잘 줄지 않았습니다. 그러나 JC 요법을 중단하고 일 년쯤 쉬면서 체중이 9kg 줄었고 허리둘레도 자그마치 8cm(센티)나 줄어들었습니다.

결국 그 뒤부터 서서히 체중이 줄었습니다. 그렇게 본인의 비만은 심각했었습니다. 그러나 지금 몸과 마음이 얼마나 가벼운지! 정말 회춘했습니다. 재미있는 사실은 주로 배와 허리 그리고 엉덩이에서 지방이 빠졌다는 것입니다. 신장과 배에 어혈이 많이 쌓였다는 증거입니다. 이제 얼굴은 마치 무슨 쇠를 만지는 것처럼 단단합니다. 얼굴에서도 불필요한 살이 빠졌다는 증거입니다. 눈두덩이와 그 주변에서 살이 빠지니 지금은 더 젊어 보입니다. 이 방법을 알기 전에는 운동 그 자체가 불가능했습니다. 예전에는 100m만 뛰어도 힘들었지만, 지금은 열 배를 뛰어도 그렇게 숨차지 않습니다.

혈액순환이 잘 되니 피부가 더욱 부드럽고 매끄럽습니다. 덕분에 반신욕을 자주 해도 피부가 건조해지지 않습니다. 아내가 놀랄 정도입니다. 요즘은 책에 기록된 대로 기본시술 이후 정상 혈과 뒷머리 보조 혈에만 시술하고 있습니다. 뒷머리 보조 혈은 어혈이 질긴지 인색하게 나옵니다. 정상 혈에서도 조그만 어혈과 함께 비지가 나와 놀라기도 했습니다. 곧 많이 나오겠지요. 이렇게 하여 뇌경색, 뇌졸중, 치매와 같은 병들이 예방될 것입니다. 분명한 사실은 기본시술 이후에도 머리가 맑아져 정신 활동을 예전보다 10배 이상 하지만 지칠 줄 모릅니다. 몸 안에 쌓인 중금속이 배출되었기 때문입니다. 중금속이 있을 때는 책상에 30분을 앉기가 힘들었습니다. 그러나 지금은 3~4시간을 앉아도 피곤치 않습니다.

정말 대단합니다. 노벨 의학상 감입니다. (시베리아에서 홍종O)

사례5_ 종합 의견

그동안 저자는 식용수소를 꾸준하게 복용함으로써 10여 년 전에 발병되었던 질병의 후유증 중 저하된 체력향상, 두통, 비염, 잠겼던 목소리, 목 뒤의 피부 통증, 감각기능

이상, 수면 장애 등에 효과를 보았습니다. 그리고 민간요법 실천 결과 악성 어혈을 직접 체험하게 되었고, 대다수 의사도 알지 못하는 의혈(의사들이 말하는 혈전과는 다름)을 눈으로 보고 손으로 뒤적이고 과산화수소에 담가보고서 놀라지 않을 수 없었습니다. 결론적으로 여러 가지 질환들이 치료되어 건강이 치료 전에 비해 놀라울 정도로 향상되었습니다.

식용수소와 민간요법의 치료원리가 일부 상통함을 거듭 주장하는 바이며 개선된 사례 중에서도 특히 20년 넘게 고질적으로 괴롭혀 왔던 알레르기성 만성 비염을 떨쳐버린 것이 가장 큰 성과입니다. 그 외에도 무좀, 감각기능, 가슴 냉증, 후각, 수족냉증 및 두통 등 할 말들이 많지만 생략하겠습니다. 또한 가족들을 함께 관리하고 있는데 단 한 번의 시술로 완치된 생리통, 견비통 등은 신통하다는 평을 들을 정도입니다.

과거 아픈 건강 때문에 저에게는 혜성처럼 밝게 다가온 식용수소와 자정요법과의 인연이 그 무엇과도 비교할 수 없을 만큼 큰 축복이 아닐 수 없습니다. 아울러 저와 인연이 닿는 여러분들께서도 고귀한 건강 정보를 십분 활용하여 건강 장수하시기를 기원합니다.

이제 홈페이지를 통해 식용수소 및 자정요법 등에 대한 다양한 정보와 많은 체험사례가 가정마다 널리 전파되어 누구든 내 병은 내가 고치고, 우리 가족은 내가 지킬 수 있게 되기를 다시 한 번 강조하여 희망합니다.

※ 이 모든 사항은 개인 상황에 따라 다를 수도 있음

수소의 건강 관련 임상연구

수소는 현재 국내외에서 건강기능 증진에 활용되고 있습니다. 이 자료는 여러 수소 관련 연구 및 임상자료를 모아 최대한 요약 정리한 것입니다. 따라서 이 자료를 건강관리에 참고는 할 수 있으나 자가진단 및 질병의 치료 근거자료로 활용해서는 안 됩니다. 문제 발생 시 법률적인 책임을 지지 않습니다.

※ 본 자료 등은 『수소가 당신의 생명을 살린다』(김태수), 『수소의 가능성, 수소의 임상 보고, 식용수소와 건강 혁명』(오이카와/나이또, 일본수소의료연구회, 와카야마, 양은모 역) 등 수소 관련 각종 저술, 언론보도, 연구 논문을 참고 정리한 내용임.

질병	수소의 역할	연구학자
파킨슨	동물실험에서 수소가 파킨슨씨병으로 보이는 활성산소로 인한 DNA 손상(흑질, 도파민 신경세포 탈락의 원인)을 억제한다는 것을 확인하였다.	노타 교수 큐슈대학 약학연구원
치매 뇌경색 뇌졸중 두통	뇌의 혈로를 막아 뇌경색을 일으킨 쥐에 2% 정도의 낮은 농도의 수소를 주입하자 하루 만에 독성 활성산소인 하이드록실래디칼이 60% 정도 줄어들었다.	오따 교수 일본 의대 의학박사
	수소 섭취로 정신신경계 뇌신경전달 장애로 유발되는 패닉 장애(현대 의학이 난치병으로 분류함)가 치유되어 병증세가 사라지고 뇌경색으로 약화한 시력이 회복되었다. 인지증(치매) 초기 환자의 증상이 크게 개선되어 일반적으로 설명되기 어려운 치매 현상이 나타났다.	아베 히로 규단클리닉 이사장 의학박사
	수소 섭취 10분 만에 후두부의 무거운 둔통이 가벼워지고 어지럼증, 구토증, 두통, 흉통 등이 점차 사라지면서 난치병인 자율신경실조증이 완치되어 일상생활이 가능해졌다.	아베 규단클리닉 이사장 의학박사
	수소보존체를 경구 투여한 실험용 쥐에서 뇌 내 항산화 작용이 확인되었다.	히라마쯔 뇌과학학회지
	치매 환자에게 활성수소를 투여한 결과 중등도 이하 치매인 경우 개선 경향이 있었다.	바이로 싸이클리서치
	치매 환자에게 활성수소를 투여한 결과 중등도 이하 치매인 경우 개선 경향이 있었다.	모리 의학박사

질병	수소의 역할	연구학자
혈류장애 고혈압	수소기체가 허혈 재관류 상해에 대한 세포 보호치료법으로 대단한 잠재능력을 가진 선택적 항산화제로 대두되고 있다.	오따 교수 일본 의대 의학박사
	활성산소가 혈중의 불포화 지방산과 만나 과산화지질이 되는데 수소가 혈중의 활성산소와 만나 물이 되면서 불포화지방이 과산화지질이 되는 것을 막는다.	시라다 교수 큐슈대 의대 의학박사
	적정량 이상으로 증가한 유해 활성산소가 수소에 의해 제거됨으로써 끈적거리고 변형된 적혈구가 원래의 깨끗한 원형으로 돌아와 혈액은 맑아지고 혈액순환이 개선됨을 확인하였다.	아베 히로 규단클리닉 이사장 의학박사
	수소 400mg 정도를 섭취한 전후의 적혈구 상태를 조사한 결과 클러스터(피떡)화된 적혈구가 불과 40여 분 만에 균일하게 분산된 것을 확인했다.	아베 히로 규단클리닉 이사장
	고혈압은 대사증후군, 비만 없이 혈압이 높은 사람, 어혈로 인한 혈류장애 등 여러 가지 종류가 있는데 마이너스 수소 이온으로 개선을 기대할 수 있다.	아베 히로 규단클리닉 이사장

질병	수소의 역할	연구학자
기억력	수소는 혈관이 폐색되어 있어도 보통물질은 들어갈 수 없는 뇌 속에 도달하여 항산화 작용을 할 수 있다. 동물실험결과 수소수를 마시게 한 쥐는 기억력이 현저하게 높았고 기억을 담당하는 영역(해마)의 뇌 신경세포 증식능력도 같은 경향을 나타내어 따라서 수소수의 음용이 뇌 속 산화스트레스를 감소시키며 만성 질환으로 인한 스트레스성 학습 및 기억력 감퇴를 막아준다.	오따 교수 일본 의대 의학박사
	공부하는 고교생이 수소제품을 섭취하여 학교성적이 쑥쑥 올라가는 등 개선 효과가 뚜렷하였다.	
당뇨	고농도의 수소 수 섭취가 경증 당뇨병이나 경계형 당뇨병 환자의 지방질과 당 대사능력을 개선한다.	가지야마 교수 뉴트리션
	수소로 인해 혈액이 맑아지고 혈액순환이 촉진되면 산소와 영양이 체내 말단까지 잘 순환되어 대사와 면역력이 높아진다. 이 결과 피로 해소, 냉증 해소, 다이어트에 크게 도움이 될 뿐 아니라 고혈압 당뇨 같은 생활습관병의 개선에도 뛰어난 효과를 발휘한다.	아베 히로 규단크리닉 이사장 의학박사

질병	수소의 역할	연구학자
당뇨	췌장에서 만들어진 인슐린으로 인해 당분이 세포에 들어간다. 이때 인슐린이 정상적으로 기능하지 않으면 당분을 받아주는 수용체에 이상이 생겨 활성산소에 대해 약해져 방해받기 쉽다. 이 경우 수소가 활성산소를 제거하면 당뇨의 증상이 개선된다.	시라다 교수 큐수대 의대 의학박사
	당뇨가 있는 사람에게 한 달간 복용시켰더니 혈당을 조절하는 헤모글로빈에이원C 수치가 3.7%에서 6.1%로 개선되었다.	모리 의학박사
	수소 섭취로 혈당치의 개선, 당화혈색소의 개선을 본 예가 많다. 당뇨는 눈의 장애, 신장장애, 말초신경장애, 동맥경화 등 2차 장애로 이어지는데 수소가 혈당치 및 2차 합병증 개선에 기여할 것이다.	나이또 교수 도치기 현 종합병원 의학박사
암	수소는 정상 세포에 거의 무해하고 구강암이나 구내염 설염의 예방을 기대할 수 있다. 수소수에 설암 세포가 닿으면 암세포증식이 60% 전후에서 억제되었다. 암 크기는 2/3로 축소되고 암 덩어리 형성률은 54~72% 저하되었다.	미와신 교수 히로시마대 의학박사
	전기분해로 환원된 물은 활성산소를 제거한다. 이때 발생한 수소가 활성산소를 이상적으로 제거해 유전자인 DNA를 보호한다.	BBRC 생물과학지

질병	수소의 역할	연구학자
암	유전자는 원래 수소결합으로 되어있어 수소가 건강에 큰 도움이 될 것으로 생각했는데 실제 식용수소를 섭취한 환자의 유전자 치료가 잘되어 암을 없애는 데 성공했다.	히라하타 히라하타클리닉 이사장 의학박사
	일반적인 세포는 세포분열을 할 때 염색체 끝의 텔로미어가 짧아진다. 텔로미어가 없어지면 세포 분열을 못 하게 돼 세포는 사멸한다. 암세포는 텔로머라아제로 인해 텔로미어를 회복시켜 세포가 사멸되지 않고 무한히 증식해 간다. 활성수소가 텔로미어와 텔로머라아제의 결합을 방해하여 암세포가 정상적으로 죽을 수 있는 세포로 바뀌게 한다.	시라다 교수 큐슈대 의대 의학박사
	난소암으로 의심되는 47세 여성 환자에게 수소보존체와 후코이단(해조류 추출 다당류)을 복용하게 하였는데 20여 일 만에 암 소견의 난소가 현저하게 줄어들었다. 그리고 난소 절제수술을 하였는데 주변 사람들이 놀랄 정도로 회복이 빨랐고 이후 악성 소견도 발견되지 않았다.	나이또 교수 도치기 현 종합 병원 의학박사
	암세포는 스스로 에너지원인 APT를 만들 수 없는 조직이다. 암세포에 수소가 들어가면 에너지 생산 기제가 바뀌고 암 억제 유전자가 활동할 가능성이 있다.	야야마 야야마클리닉 의학박사

질병	수소의 역할	연구학자
암	항암제를 투여하지 않고 수소를 1달 반 정도 섭취한 결과 CT나 MRI 상에서 암 마크가 반으로 줄어들고 자각증상도 매우 가벼워졌다. 건강식품 중에는 항암제의 효과를 없애버리는 것도 있으나 수소는 항암제를 투여한 악성 종양에 대해서도 좋은 작용을 한다고 본다.	니와 니와클리닉 의학박사
영양섭취 피로 해소 에너지 생성	산소(O_2)를 사용, 효소반응으로 음식물을 연소시키면서 수소를 추출해 마이너스 수소 이온($H-$)을 만들고 여기서 나오는 전자($e-$)를 공급하여 세포에너지 APT를 생산하는 것이다. 따라서 방대한 마이너스 수소 이온을 만들기 위해 우리 몸에는 소화기관, 호흡기관과 매우 복잡한 미토콘드리아 효소계가 존재한다.	오이까와 박사 생식면역학
	지구 상의 모든 생물은 수소에너지를 근원으로 하고 있다. 3대 영양소 즉, 포도당($C_6H_{12}O_6$), 지방산($CH_3CH_2\cdots COOH$), 아미노산($R-CHNH_2-COOH$) 속에서 수소(H)를 뽑아내는 일이 영양섭취다.	오츠보 료이치 생화학박사 운동능력
협심증 심부전증	중증심부전증과 협심증, 신장경화증을 앓고 있는 62세 남성 환자에게 수소보존체를 약 2개월간 섭취하게 한 결과, 일시적으로 상태가 위험해질 정도의 난치성 심부전이 있었지만 점차 심부전과 부정맥이 개선되었다. 시간은 걸렸지만 명백하게 좋은 방향으로 나아졌다.	나이또 교수 도치기 현 종합병원 의학박사

질병	수소의 역할	연구학자
운동능력	자전거 운동선수 중 수소를 섭취한 사람과 섭취하지 않은 사람을 30초 동안 비탈길을 전력 질주하게 한 결과 섭취한 쪽이 10% 이상 앞서 나갔다. 또 수소를 섭취한 야구선수의 산화율, 산화스트레스 수치가 줄어들었다.	시미즈 죠에츠교대 대학원 교수
	격한 운동을 하면 유산 수치가 올라가는데 수소를 섭취한 다음에는 운동 다음에라도 유산치 상승이 억제되었다. 수소의 다른 작용으로 전신의 말초 혈류를 좋게 하는 역할이 있다.	모리요시미 의학박사
항균작용	위 속에서 분비되는 염산의 수소 이온은 몸 속에 들어온 세균과 바이러스 등을 죽이고 몸을 보호한다.	뉴톤 지 2007.12
천식	20년간 기관지 천식으로 월 1회 정도 천식 발작을 하는 등 고생하던 80세 남성은 수소보존체 섭취 후 혈중 산소포화도가 증가하고 천식치료제인 PSL을 끊을 수 있게 되었다.	나이또 의학박사
소화작용	위 속에서는 단백질 분해효소인 펩신과 염산이 분비되는데 염산은 수소 이온과 염화이온이 물에 녹은 것이다. 펩신은 수소 이온과 만나면 단백질 구조를 변화시켜 분해한다.	뉴톤 지 2007.12

질병	수소의 역할	연구학자
근위축증	근위축증(근디스트로피) 관련 질환인 척수성 근위축증을 앓고 있는 50세 남성은 다리를 질질 끄는 등 보행상태가 좋지 못했으나 수소보존체를 섭취하기 시작한 후 질질 끌리던 다리가 위로 올라와 걸음걸이가 훨씬 부드러워졌다. 다른 근위축증 환자도 휠체어 생활을 하는 정도였으나 피로의 정도가 눈에 띄게 나아져 몸이 가벼워졌다고 말했다.	나이또 교수 도치기 현 종합병원 의학박사
항산화 작용	다른 서플리먼트(항산화제)는 항산화 작용 후 자신도 래디칼(활성산소와 동일)로 남을 수 있고 분자량이 크기 때문에 비집고 들어갈 수 없는 장소가 있다.	서재걸 의학박사 대한자연 연구학자
	그러나 수소는 몸의 모든 곳의 통과가 가능하고 작용 후 물(H2O)로 배출돼 깨끗하고 안전하다. 수소는 독성 활성산소인 하이드록실래디칼에 선택적으로 작용하고 에너지 대사를 촉진한다. 산화는 수소를 잃는 것이고 항산화는 수소를 얻는 것이다.	서재걸 의학박사 대한자연 연구학자
	몸속에서 면역력을 관장하는 슈퍼옥사이드 래디칼에는 변화가 없었다. 그러나 칼슘 등이 든 혼탁액에 활성수소를 넣었더니 하이드록실래디칼이 제거되었다. 수소 캡슐 400mg(1캡슐)을 섭취하고 30분 후 항산화력이 52.7%나 증가하고 산화스트레스가 30% 이상 줄었다. 또 운동 전후 피로 유발 물질인 유산 수치의 증가억제가 확인되었다.	모리요시오 아카사카클리닉 원장 의학박사

질병	수소의 역할	연구학자
항산화 작용	마이너스 수소 이온이 체내 항산화력을 높이고 산화스트레스를 감소시켰으며 피로를 감소시키고 에너지원인 ATP를 증가시키는 것을 확인하였다. 활성산소가 세포막 지방산에 침투해 수소 이온을 빼앗아 세포벽을 파괴하는데 마이너스 수소 이온이 개선 효과가 있었다.	야야마 토시히코 야야마클리닉 원장 의학박사
비염 코 알레르기	난치성 코 알레르기 환자와 비염 환자에게 마이너스 수소 이온과 후코이단을 스프레이한 결과 바로 효과가 나타나 즉효성이 있었고 임상적으로 점막조직 보습효과가 있었다.	사카다 의학박사
골다공증	동물실험 결과 마이너스 수소 이온을 흡장시킨 산호 제품과 제올라이트Zeolite 제품이 골다공증에 도움을 주는 것을 확인했다.	가브리엘 텍사스대 의학박사
노화 주름 관절염 오십견 통증 저림	수소수는 물의 산화환원전위(ORP)를 낮춰 질병 및 노화의 원인인 활성산소를 없애는 능력을 부여한다.	김현원 『생명의 물』 저자
	쥐에게 두 배의 활성산소를 투입하여 노화를 만들어 수소를 주입하였더니 쥐 털이 곱게 자라고 활동이 활발해졌다. 또 뇌의 산화물이 현저히 낮아졌다.	히라마찌 동북공익대 의학박사

질병	수소의 역할	연구학자
노화 주름 관절염 오십견 통증 저림	수소가 활성산소를 억제하여 세포의 사멸을 방지하는 것을 확인했다. 이러한 메커니즘이 자외선에 의해 만들어지는 콜라겐층 파괴를 막아 주름을 방지하는 것이다.	미와신 교수 히로시마대 의학박사
	활성산소가 노화와 질병의 예방에 대단히 중요한 활성산소에 스캐빈저 작용(활성산소를 제거하는 작용)을 하는 것으로 확인되었다.	모리 의학박사
	혈액이 맑아지고 혈액순환이 촉진·개선되면 산소와 영양이 말단까지 잘 순환되어 기미, 잔주름, 관절염 등에 노화현상 해소에도 효과적이었다. 불치병이라는 류머티스성 관절염이 좋아져 통증과 저림 등이 거짓말처럼 개선되었고 고질화한 오십견과 목의 디스크가 치유되었다.	아베 히로 규단클리닉 이사장
에이즈	에이즈 바이러스 처방에 활성수소가 효과적이다. 에이즈 바이러스가 세포에 들어가면 프로테라제를 방출하여 바이러스 증식을 돕는다. 이때 수소가 프로테라제와 결합해 에이즈 바이러스 증식을 억제한다.	파오로 칼로니 물리학자
비만	불임 치료 후 호르몬 밸런스 이상이던 40세 여성은 원래 체중이 60kg 정도였으나 최고 130kg으로 늘어나는 등 극도의 비만 상태였다. 이 환자는 완전한 당뇨 범위에 해당했으며 고요산혈증 상태였는데 엄격한 식사 관리에도 불구하고 크게 개선되지 않던 내장지방이 수소보존체 섭취 후 6개월여 만에 196에서 86으로 줄었다.	나이또 교수 도치기 현 종합 병원 의학박사

질병	수소의 역할	연구학자
전립선 비대	활성수소를 한 달간 투여한 결과 전립선 크기는 별로 변함이 없었으나 자각증상이 13에서 7 정도로 줄었다.	모리 의학박사
면연력 피부질환 알레르기	면역세포가 바이러스에 대해 활성산소를 방출해 공격. 감염으로부터 몸을 보호한다. 특히 면역세포가 꽃가루 등에 반응해 활성산소를 과잉방출하면 정상 세포를 성장시킨다. 이때 활성수소가 활성산소를 만나 물이 되면서 알레르기를 억제할 수 있다.	가와끼 의학박사
	수소 섭취로 인해 난치성 질환인 습진과 각종 피부질환의 염증 가려움. 피부가 헐고 진물이 나는 고약한 민감성 피부질환이 큰 폭으로 개선되었다. 따라서 얼굴 피부미용에도 좋은 효과가 있어 맑고 투명한 살결을 유지할 수 있게 되었다.	아베 히로 규단크리닉 이사장 의학박사
	수소는 단순히 그 자체가 활성산소를 없애는 것뿐만 아니라 인체 내에서 원래 항산화 물질이던 것들의 재이용을 촉진하고 도와서 생명력이나 면역력을 높일 수 있다. 4세의 여자 아이가 출생 시 피부결손으로 열성 영양장애형의 선천성 표피 수포증을 앓고 있었으나 수소보존체를 섭취 후 심한 가려움증과 벗겨진 부분이 개선되기 시작했다. 혈청알부민과 혈색소 등의 수치도 개선되기 시작했다.	나이또 교수 의학박사
	난치성인 아토피 피부염 환자에게 수소를 복용하게 한 결과 2~3일 만에 염증이 가라앉는 등 효과가 확인되었다.	니와 의학박사

질병	수소의 역할	연구학자
황달 간염 간경변	현대 의학에서 치료약이 없는, 복수가 찰 정도로 악화한 C형간염이 수소 복용으로 크게 개선되었다. 복용 1개월부터 간 복수량이 점차로 줄어들어 200을 넘던 GPT, GOT의 수치가 점차 안정성인 40대 이하로 내려오고 간장병 악화로 검게 변한 얼굴색이 밝아져 본래의 환한 얼굴로 바뀌었다.	아베 히로 규단클리닉 이사장 의학박사
	C형 간경변과 신장장애를 동시에 앓는 80대에게 수소보존체를 섭취하게 한 결과 처음 2주간 복수의 변화가 없었으나 1개월 반이 경과하자 복수가 없어졌다.	
	또 간세포효소인 GOT 등이 전체적으로 현저하게 감소 개선되었다. 또 57세 C형 간경변 환자에게 수소보존체를 섭취하게 하였더니 GOT, GPT 등이 현저하게 안정되었으며 빌리루빈 황달 수치도 3주 전후로 저하되었다.	
임용의 박사 (연세대 의대) 외래교수	식용수소를 한 달간 섭취한 나는 놀랄 수밖에 없었다. 이 건강식품 수소는 달랐다. 나 자신이 생기가 넘쳤다. 피로가 현저히 줄었다. 최근의 건강식품은 놀랄 정도로 발전하고 있다. 그 중에도 '식용수소'는 최고 중의 최고라고 생각한다. 향후 한국의 많은 의사분 들도 이 수소를 많은 환자에게 추천하게 될 것이다. 이 책 『수소의 가능성』은 일반 독자뿐 아니라 의사 약사 한의사 그리고 의료계에 종사하시는 많은 분들께 도움이 될 것이다.	『수소의 가능성』 추천서

질병	수소의 역할	연구학자
서재걸 박사 (대한 자연 치료 의학 회 회장)	다른 서플리먼트(항산화제)는 항산화 작용 후 자신도 래디칼(활성산소와 동일)로 남을 수 있고 분자량이 크기 때문에 비집고 들어갈 수 없는 장소가 있다. 그러나 수소는 몸의 모든 곳의 통과가 가능하고 작용 후 물로 배출되어 깨끗하고 안전하다. 수소는 그 외 독성 활성 산소인 하이드록실래디칼에 선택적으로 작용하고 에너지 대사를 촉진한다. 산화는 수소를 잃는 것이고 항산화는 수소를 얻는 것이다.	2010.7. 강남세브란스 강연
김희준 박사 (서울대 화학부 교수)	동물의 에너지원은 궁극적으로 식물의 광합성을 통해 공기 중의 이산화탄소와 물로부터 만들어낸 탄수화물이다. 동물은 호흡한 산소를 사용해서 탄수화물을 연소시켜 에너지를 얻고 이때 나오는 이산화탄소를 식물에 돌려줘 식물이 다시 광합성의 원료로 사용한다. 따라서 식물이 광합성에서 해야 할 일은 물을 수소와 산소로 분해하고, 이 수소를 사용해 산화돼있는 이산화탄소를 탄수화물로 환원하는 것이다. 한편 물이 분해될 때 나오는 산소는 동물이 호흡해서 탄수화물을 산화시켜 에너지를 얻는 데 사용된다. 물을 분해하는 데는 태양 에너지가 사용된다. 그런데 태양 에너지는 137억 년 전 빅뱅 우주에서 만들어진 수소가 헬륨으로 융합되면서 나오는 에너지이다. 이처럼 수소를 통해 동물과 식물이 에너지 순환을 이루는 것은 자연의 위대한 섭리이다.	동아일보 2011. 1. 19. 칼럼

질병	수소의 역할	연구학자
정윤성 원장 (웰리스 1004 암/면역 전문병원)	우리 인체는 균형과 조화를 위해 먹는 수소와 유해산소 관리가 필요하다. 수소는 뇌 질환에 특히 효과가 있다고 생각되며 다음으로 심장 질환, 폐기종, 암, 염증, 비만 등 효과가 뛰어나다고 생각한다. 나 자신의 경우로 찬 날씨에 오토바이를 2시간여 타고난 뒤 안면와사가 와서 고생했는데 수소를 2주 섭취한 후 후유증 없이 회복되었다. 내방 환자 중에 말기췌장암 환자가 있었는데 간에 전이돼 간 전체가 암 덩어리로 3개월 시한부 생명이었다. 꾸준한 수소 섭취와 항암요법을 실시한 결과 14개월여를 생존하다가 수소를 끊자 사망했다. 또 뇌사상태에 심한 폐렴을 앓고 있는 고령의 환자에게 수소를 계속 투여한 결과 폐렴이 낫고 사람을 인지하는 정도까지 호전되었다. 그 외 저혈당에 약물 과다로 신장 150cm에 체중이 75kg이 넘는 고령의 고도비만 환자가 있었는데 체중이 14kg이나 줄고 치매가 크게 개선됐다.	2011. 5월 서울교통회관 특별강연

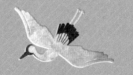

자가진단
건강 체크 리스트

(20 . . .   님) 건강 체크 리스트

※ 치료 전 보건소, 병·의원에서 혈액검사를 받아 보세요.

번호	항목	치료 전 (수치 등)	치료상태 (1주/1월)	치료상태 (3월)	비고
1	두통				• 편두통, 부위, 횟수 등
2	심장(두근거림, 숨 차는 정도)				• 아파트 3계단
3	혈압(맥박)				• 80~120(60~100)
4	간 질환				• 지방간(5% 이하)/간염/간경화/간암
5	피검사 (간 기능 등)				• 간염수치 GOT(40), GPT(40)
6	중성지방 (고지혈증) : 혈액 내 지방성분 多				• 150mg/dl 미만 • 중성지방 200mg 이상 (위험)
7	좋은 콜레스테롤 (HDL)				• 35~55mg/dL(남성) • 45~65mg/dL(여성)
8	나쁜 콜레스테롤 (LDL)				• 0~130mg/dL(100 미만 가장 좋음) • 총 콜레스테롤 200mg 이상 위험
9	신장 (신부전증)				• 90mL 이상(사구체) (30% 이하)
10	당뇨(200 이상) (공복 126 이상)				• 60~120/(140 이상 의심, 200 이상) • 공복 100 미만(126 이상)
11	크레아틴(신장)				• 0.7~1.4
12	경동맥두께				• 1.0mm 이하

번호	항목	치료 전 (수치 등)	치료상태 (1주/1월)	치료상태 (3월)	비고
13	관절(류머티즘)				• 다리, 손, 어깨 등
14	디스크				• 목, 허리 등
15	대소변				• 색깔, 주기, 냄새 유무
16	안면피부색				• 홍조, 검은빛 등
17	몸 피부 상태 (가려움 등)				• 붉은 반점, 종기 등
18	오십견				• 오십견과 힘줄 병은 다름
19	피곤함				• 아침에 일어나기 힘듦
20	탈모				• 하루 60~80가닥
21	감기몸살				• 　　년　　　회
22	치통 (풍치 등)				
23	역류성 식도염				
24	무좀				• 여름, 연중
25	변비				
26	협심증				
27	요실금				
28	몸통증				• 부위별
29	시력 등				• 1.2(1.5)
30	현기증				• 혈장(액체)/고체(혈구 : 백, 적, 혈소판)
31	위장병				• 위염, 위궤양 등
32	빈혈 (혈색소 수치) 적혈구 수가 15% 정도 감소				• 13~17g/dl 8 이하(비상사태) • 백혈구 수 4,000~10,800 개/mm • 적혈구 400~550만 개

번호	항목	치료 전 (수치 등)	치료상태 (1주/1월)	치료상태 (3월)	비고
33	수면				• 7~8시간
34	이명				• 달팽이 고리 관, 이석, 전정
35	고밀도 콜레스테롤				• 45mg/dl 이상
36	대사 증후군 (21c 역병)				• 내장지방형 복부비만, 중성 지방, 고밀도 콜레스테롤, 고혈압, 고혈당 등(3가지 해 당)
37	대사 증후군 위험요인				• 콜레스테롤, 중성지방, 혈당 수치↑→혈액 끈적→심장혈 관 막힘→심근경색(사망), 뇌졸중(1/20명 사망)
38	생리통				
39	녹(백)내장				
40	황반변성				
41	간염				• A, B, C형 간염 여부
42	염증(CRP)				• 0~5mg/ℓ(감태, 강황, 비타 민C)
43	골다공증				• −1.0 이상이면 정상, −1.0에 서 −2.5이면 골감소증, −2.5 이하면 골다공증(WHO)
44	활성산소				• 500이하
45	지방간(r−GTP)				• 6~42
46	활성산소				• 160~230

번호	항목	치료 전 (수치 등)	치료상태 (1주/1월)	치료상태 (3월)	비고
47					
48					
49					
50					
51					
52					
53					
54					
55					
현재	<ul><li>복용하는 약 종류 :</li><li>복용하는 건강보조식품 : 오메가3, 비타민 등(　　　　　　　)</li><li>즐겨 먹는, 좋아하는 음식 :</li><li>기타 　– 하루 보행 거리 :　　　km 　– 하루 먹는 물의 양 :　　　ℓ(컵) 　– 하루 커피 :　　　잔 　– 하루 피우는 담배 :　　　갑 　– 일주일에 먹는 주량 :　　　병 　– 산행 :　　　회(월) 　– 운전 가능 거리 :　　　km(　　시간) 정도</li></ul>				

건강 Tip

✔ **서재걸 박사의 해독 주스 만들기 Tip**

사과(1/2), 바나나(1), 브로콜리, 양배추, 당근(1), 토마토(1)를 물 800ml/4인분, 하루 1~2회/채소는 익히고 과일은 생으로, 믹서기로 갈아서 복용함

✔ 「나는 몸신이다」의 혈압과 콜레스테롤 예방 Tip

비트 주스 하루 2잔 복용 – 비트(1/2), 사과(1/2), 바나나(1), 비트는 껍질을 벗겨서 10~15분 정도 찜, 물을 조금 넣고 믹서기로 갈아서 복용함

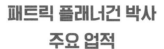

패트릭 플래너건 박사
주요 업적

패트릭 플래너건(Dr. Patrick Flanagan)

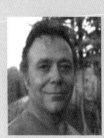

- 1944年　미국 오클라호마주 탄생
- 1955年　11세 「유도미사일 탐지기」개발
- 1958年　14세 「뉴로폰(neuro-phon)」개발
- 1962年　17세 미국방성 브레인그룹의 일원이 되어, 휴익연구소를 비롯하여 NASA, CIA, NAS 등의 컨설턴트로 활약
　　　　　잡지 「라이프(life)」에서 가장 잠재능력이 있는 과학자 10인에 선정됨
- 1983年　훈자(Hunza)의 물 재현 「크리스탈 에너지」 발견
- 1994年　마이크로 클러스터 테크놀리지로 노벨상 후보
- 1997年　마이너스 수소를 함유한 241번째의 실리카(silica) 「마이크로 클러스터」외 300개 이상의 특허를 갖고있다.

[불로장수의 물/기적의 물] 이라 불리는 「훈자의 물」을 재현!

인간의 장수에 공헌 – 위대한 발견

옥스포드에서 스탠포드까지 대학교사나 연구자는, 플래너건 박사의 혁신적인 발견을 배워, 미래의 과학자에게 가르치기 시작했습니다.

코안다 박사로부터 자료를 넘겨받은 패트릭 플래너건

박사는 당시 17세였고 11살 때 유도 미사일을 발명한 천재적인 과학자다. 어렸을 때의 사고로 수은 중독에 걸려있던 플래너건 박사는 물에 특이한 성질이 있다는 것을 발견하여 여러 나라 장수의 물을 찾아 연구하던 중, 파키스탄의 훈자 마을에 있는 사람들이 100세가 넘어도 건강을 유지 하는 것을 보고 물에 어떤 특별한 성분이 있다는 것을 알게 되는데, 그 물에는 먹는 수소(H-)가 다량 함유되어 있다는 것을 발견하게 되었다.

플래너건 박사는 훈자의 물에 관한 연구를 계속한 결과 훈자의 물과 동일한 콜로이드 상태의, 제타 전위가 큰 마이너스 수소 이온을 대량 함유한 물을 재현하는 데 성공한다. 또한 훈자의 물에서 코, 귀, 힘줄 등의 뼈와 연골을 딱딱하게 유지해주고 생명체 내에서 중금속을 배출하는 241번째의 실리카 계열 구조를 발견(1997년), 이를 재현하여 실리카 하이드라이드 파워(Slillica Hygdride Power)라는 미네랄(이산화규소화합물)을 개발하였다.

플래너건 박사는 이 미네랄에 수소 이온을 부착하여 수소 발생 식품을 개발하였으며 이 제품의 경이로운 임상효과를 바탕으로 8편의 수소와 건강에 관한 논문을 발표했다. 이 논문은 일본 수소 제품 개발에 근간이 되었다.

미국 본사 사이트에 소개된
플래너건 박사

About Dr. Patrick Flanagan

Dr. Patrick Flanagan invented the Neurophone in 1958. It is an electronic nervous system excitation device that transmits sound through the skin directly to the brain, for which he received U.S. Patent no.3,393,279 in 1968.

The invention earned him a profile in Life magazine, which called him a "unique, mature and inquisitive scientist". Flanagan has continued to develop the neurophone and it is currently being sold as an aid to speed learning.

Flanagan at age eleven developed and sold a guided missile detector to the U.S. Military, aged seventeen gained his air pilot's license and was employed by a Think Tank at The Pentagon, and later as a consultant to the NSA, CIA, NASA, Tufts University, the Office of Naval Research, and the Aberdeen Proving Grounds for the Department of Unconventional Weapons and Warfare.

Since 1981 Flanagan has invented a series of useful devices and products based on water and specific mineral structures, in the area of health. Several of these have been very successful in the marketplace. His identification of the special properties of the negative hydride ion while once ridiculed got serious attention when the Nobelist Chandrasekhar proposed it as a major component in far space. Several scientific papers by Flanagan, about Silica Hydride have been published in peer reviewed journals such as the 'International Journal of Hydrogen Energy', and 'Free Radical Biology and Medicine'.

Flanagan actively continues his activities as scientist and inventor and philanthropist, promoting the really new science and new approaches to human healing, especially those based on the great traditions of India and Egypt.

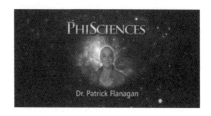

For decades, Dr. Flanagan has openly invited stringent scrutiny of his research and discoveries by the medical and scientific communities. The seeds of this effort are blossoming at an exponential rate as the scientific community is validating and embracing his extraordinary contributions. Academics and researchers at universities from Oxford to Stanford are beginning to study Dr. Flanagan's breakthrough discoveries and teach them to Scientists of the future.

박사 패트릭 플래너 소개

박사 패트릭 플래너는 1958년에 뇌에 직접 피부를 통해 소리를 전달하는 전자 신경계 자극 장치인 뉴로폰을 발명했다. 이는 1968년 미국 특허 번호 3,393,279를 받았다.

이 발명은 그가 『라이프』 잡지에 '독특하고, 성숙하고 호기심 많은 과학자'로서 이름을 올리는 기회가 되었다. 플래너는 뉴로폰 개발을 계속하고 있으며 현재는 빠른 학습을 돕는 기구로서 판매되고 있다.

플래너건은 11살에 미사일 탐지기를 개발했고, 17살에는 조종사 면허증을 획득했으며, 국방부 싱크탱크에 고용되고, 나중에 국가안보국NSA, 중앙정보국CIA, 항공우주국NASA, 터프츠 대학, 해군연구실, 재래식 무기와 전쟁 부서를 위한 에버딘 실험장에서 컨설턴트로 일했다.

1981년부터 플래너건 박사는 건강 분야에서 물과 특정한 미네랄 구조를 바탕으로 일련의 유용한 장치와 제품들을 발명했다. 이 중 일부는 시장에서 매우 성공적이었다. 마이너스 수소 이온의 특별한 속성에 관한 그의 발견은 조롱받기도 했지만, 노벨상 수장자인 찬드라세카르Chandrasekhar가 그것을 먼 우주의 주요 구성요소라 제안하면서 진지한 관심을 얻었다. 플래너건이 실리카 하이드로에 관해 쓴 몇몇

과학 논문은 『수소 에너지 국제 학술지』, 『자유 급진 생물학과 의학』과 같은 저명한 학술지에 실리기도 했다.

플래너건은 과학자로서, 발명가로서, 또 독지가로서 적극적으로 활동을 전개하고 있으며, 특히 인도와 이집트의 위대한 전통에 바탕을 두고 인간 치유에 관한 새로운 과학과 새로운 접근 방식을 고취하고 있다.

수십 년 동안 플래너건 박사는 그의 연구와 발견을 엄중하게 검토하기 위해 의학과 과학 커뮤니티를 공개적으로 초청하곤 했다. 그의 탁월한 업적을 인증하고 포용하는 과학 커뮤니티가 기하급수적으로 증가함에 따라, 그 노력의 씨앗이 이제 꽃피고 있다. 옥스포드 대학부터 스탠포드 대학까지 각종 대학의 학자와 연구진들이 플래너건의 획기적인 발견을 연구하고 미래의 과학자들에게 가르치기 시작했다.

세계 3대 기적의 물과
훈자의 물

1. 프랑스 '루르드의 샘물'

프랑스의 '루르드의 샘물'은
병을 고치는 기적의 물로 현
재까지 6,000명의 그리스도
교 신자의 질병을 고침으로
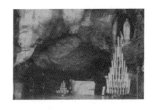
써 '루르드의 성수'로 알려졌다. 이에 연간 500만 명의 순
례자가 방문하는 가톨릭 최대의 성지다.

프랑스 루르드 샘물은 1858년 5월에 발견되어, 이 물을
마신 마을 사람들에게 치유되지 않던 병과 상처가 낫는 기
적이 일어남으로써 세상에 널리 알려지게 되었다. 1862년
정식으로 공인되었는데, 루르드 의료국은 1882년부터 의

학적인 절차를 거쳐 치유가 확인된 후 1년 동안 재발하지 않았음이 확인되었을 때만 환자들에게 완치증명서를 떼 준다고 한다.

루르드 성당에 속한 루드 요양원은 4월부터 10월까지 6개월 동안 문을 여는데, 이 기간에 루르드 샘물로 치료해 준다고 한다. 이제 루르드는 연간 500만 명의 순례자가 방문하는 가톨릭 최대 성지가 되다. 일반인이 가서 샘물을 가지고 올 수도 있다고 하는데, 보통 하루에 2만 5천여 명이 1L의 물을 받으려고 줄을 서서 기다린다고 한다.

2. 독일 '노르데나우의 물'

독일 노르데나우 마을의 동굴에서 매우 깨끗한 물이 솟아나 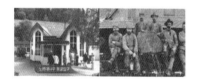 는 샘이 발견되었다. 원래 폐광이었는데 어느 네덜란드인이 우연히 땅에서 매우 강한 에너지가 나오는 것을 감지하고 이곳 샘물을 환자들에게 마시게 하자 병이 나았다고 한다. 1991년부터 치유 능력이 알려지기 시작한 이 물은 발견자의 이름을 따서 토메스 동굴이라 한다. 장기 투숙하는 방문객들 때문에 인근 호텔은 발 디딜 틈이 없다고 한다.

독일은 미네랄워터 중에서 치유능력이 입증된 경우 의료용 광천수로 분류해 관리하며 실제로 환자의 치료에 사용하고 있다. 그리고 바로 이 노르데나우 물은 대표적인 의료용 광천수다. 실제로 여러 가지 병이 치유된 것은 물론, 체르노빌 원자력 발전소 사고가 일어난 후 테오 톰스Theo Tommes 씨가 백혈병 어린이들을 초대해 물을 마시게 한 결과 한 아이의 백혈병이 완전히 치료되었다. 기적의 물이 나오는 동굴로 이름을 떨친 노르데나우에는 하루에 수백 명이나 되는 사람이 물을 구해 모여들고 있습니다.

3. 멕시코 '트라코테의 물'

'트라코테의 물'도 치유능력이 있다고 알려진 물이다. 이는 800만 명 이

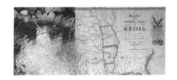

상의 사람들이 방문하여 음용한 물이기도 하다. 몬테비데오Montevideo 종합병원의 구라쉐라, 칸푸스, 사라베리 닥터는 트라코테의 물을 3,573명에 음용시킨 후 그 임상 결과를 보고했다.

트라코테는 멕시코시티에서 북쪽으로 약 300km 떨어

진 곳에 있는 인구 8만 5천 명의 작은 마을이다. 1991년쯤 이곳의 우물물을 마신 많은 사람의 몸 상태가 좋아졌다고 한다. 병을 치료한다는 소문이 세계로 퍼지면서 이 지역은 연간 800만 명 이상이 찾는 명소가 되었다. 이 물은 근육 내 포도당 수용을 촉진하는 것으로 밝혀졌으며 당뇨병의 치유 가능성을 보였고 또한 활성산소를 없애는 능력이 뛰어나다는 것도 밝혀졌다. 이곳의 1인당 물의 구입 한도는 3L, 하지만 이 3L를 구입하기 위해 3~4일은 줄을 서야 한다. 이 멕시코 물은 에이즈에 걸린 미국의 농구 스타 매직 존슨Magic Jhonson이 마시고 완치되어 더욱 유명해졌습니다. 우루과이의 몬테비데오 종합병원에서 환자 3,673명에게 1일 2~3L를 섭취케 한 임상 데이터에 의하면, 에이즈, 알레르기, 피부질환, 소화기질환, 호흡기 질환, 당뇨병, 관절염, 암, 요통, 천식 등 200여 가지의 질병의 평균 80% 가 치료되었다.

그 질병 개선율은 대단하다. 보고서를 보면 이 물은 에이즈를 100%, 알레르기 99%, 피부질환 98%, 호흡기질환 89%, 소화기질환 91%, 골관절염 87% 당뇨병 88% 등 대부분 질병을 현저하게 개선한다.

세계 3대 기적의 물! 이 놀라운 치유력의 비밀을 밝힌 사람은 규슈(九州)대학의 시라하타 사네다카 교수다. 그는 '트라코테의 물'을 조사한 결과 많은 양의 활성수소를 함유하고 있다는 사실을 밝혔다. 또 '루르드의 물'이나 '노르데나우의 물'도 마찬가지였다.

일본 환원수 연구의 일인자인 규슈(九州)대 대학원 생물자 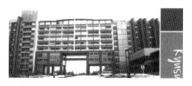원환경과학연구과 시라하타 사네다카 교수는 독일인 의사 가덱 박사Dr. Zbigniew Gadek와 함께 노르데나우의 물이나 트라코테의 물이 활성수소를 풍부하게 포함해 병의 원인이 되는 활성산소를 제거하는 산화환원전위(酸化還元電位)가 낮은 수소수라는 사실을 밝혀냈다.

1998년경부터 일본의 방송국들이 속속 이런 기적의 물을 방문하여 조사하게 되었고, '수소를 가득 포함하고 있다'는 결론이 내려졌다.

자연계에서 수소를 포함하는 물은 매우 드물다. 수소가 풍부한 물은 활성산소의 피해를 제거해 주어 현대 의학으로 고치기 힘든 병을 개선하는 데 도움을 준다.

만약 기적의 물에 포함된 것이 특정 미네랄이라면 효능

도 한정되어 있을 것이다. 특정 미네랄의 부족으로 오는 질병, 즉 어깨나 허리통증, 위장이나 소화기관 또는 아토피나 피부질환 등 특정한 질환에만 효과를 보일 것이다. 그러나 수소는 대부분 질병의 원인이 되는 활성산소에 작용하므로 모든 질환의 모든 증상에 효과를 발휘한다고 해도 과언은 아니다. 그러므로 만병에 효과가 있다는 '기적의 물'의 비밀은 바로 수소라는 사실에 도달하게 된다.

4. 파키스탄 '훈자의 물'

해발 7,000m급의 신성한 산에 둘러싸인 히말라야에 '영원한 젊음'을 가져다주는 물이 있는 불로장수의 낙원

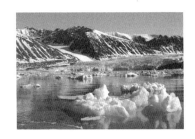

'훈자 마을'이 있다는 이야기가 20세기 초에 전해진 이래, 세계각지에서 그 비밀을 캐내기 위해 수많은 과학자가 이 그 험난한 계곡으로 몰려와 연구를 거듭하며 좌절을 맛보았다.

의학박사이며 철학박사인 플래너건 박사는 나노 테크놀로지와 의학, 바이오 테크놀로지를 전문적으로 연구하여

300개 이상의 발명특허를 가지고 있다. 플래너건 박사는 이러한 지식을 바탕으로 '훈자의 물'을 30년 이상 연구하여 드디어 그 비밀을 화학적·생리적으로 해명하는 데 성공했으며, 그 물을 재현하는 데 성공했다. 훈자의 물에는 치유력이 있어 그 물을 장복하는 사람들은 장수하며, 100살이 넘어도 건강하고 활기찬 생활을 할 수 있다.

플래너건 박사는 '훈자의 물에는 마이너스 수소 이온화된 수소 원자가 대량으로 녹아 있다'는 사실을 발견하여, 그것을 「불로(不老)의 성스러운 액체Elixir of the Ageless」라는 논문으로 발표했다. 물이 가지는 중요성이 특별한 물리적 특성에 있으며, 그 안에 녹아 있는 것이 마이너스 수소 이온이고, 수소는 최고의 항산화 물질임을 밝혔다. 즉, 물속의 수소가 우리 몸의 세포를 활성산소의 공격으로부터 지킬 수 있고, 특히 세포 내에서 에너지를 만들어내는 물질인 APT를 생성한다는 사실을 입증해 냈습니다. 이것이 바로 세계 4대 기적의 물 중 하나로 불리고 있다.

언론
보도자료

〈언론 보도 1〉

내가 항암제 투여한 환자 500명, 다 죽었다

"35년 동안 의사생활을 하면서 300여 명의 암 환자를 수술했고, 500여 명에게 항암제를 투입했다. 분명히 말하지만, 이들 환자 중 생존자는 없다."

일본의 어느 의사의 고백이다. 오카야마대학 의학부 부속병원에서 1년간 사망한 암 환자의 진료기록을 조사한 결과, 80% 이상이 암이 아니라 항암제나 방사선 등 암 치료 부작용이 사인이었다. 이 사실을 발표하려던 젊은 의사의 박사학위 논문은 학장에 의해 갈기갈기 찢겼다.

일본 후생노동성 책임자인 의료과장은 "항암제는 아무리 사용하고 또 사용해도 효과가 없다. 이런 약을 보험에

적용해도 되는 건가"라고 말해 내부 고발자가 되기도 했다. 후생노동성의 암 치료 담당 기술관도 "항암제는 맹독성으로 암을 고칠 수 없다는 것은 상식"이라고 답했다. 또 "맹독으로 사망한 환자는 매우 많다"고 증언했다.

10명 중 1명 정도는 종양이 축소되지만, 암세포는 유전자를 변화시켜 항암제를 무력화한다. 일본 암 학계는 이러한 반 항암제 유전자의 존재를 감추는 데 급급했다. 그러나 일단 축소된 암 종양도 악성화돼 5~8개월 만에 원래 크기로 재증식한다. 항암제를 복수 투여하면 단독 투여했을 때보다 빨리 사망한다.

암 전문의 271명에게 자신이 암에 걸리면 항암제를 투여할 것인가 하고 질문했을 때 270명이 "아니요"라고 대답했다. 도쿄대 의학부 소속 교수 4명은 수천 명의 환자에게 항암제를 투여하고 정작 자신들이 암에 걸리자 항암제를 거부하고 식이요법으로 암을 고쳤다.

'병원에 가지 않고 고치는 암 치료법'은 혼자서도 할 수 있는 암 자연 치유력을 담았다. 몸과 마음을 근본적으로 변화시켜 암을 치유하는 다양한 대체요법을 소개한다. 웃음·온열·자연·채식·심리·자연주택·접촉·동종·운동·호

흡·이미지·부항 등 자연 치유력을 높이는 요법들을 알려
주고 있다.

출처 : [조선일보 : 2011. 06. 18.]

〈언론 보도 2〉

"해마다 근로자 평균 3백 명 이상 과로사"

과로사 근로자 90%가 남성, 40대가 가장 많아 해마다
평균 3백 명이 넘는 근로자들이 과로사하는 것으로 조사
됐습니다.

고용노동부가 오늘 제출한 국정감사 자료를 보면 지난
2006년부터 5년간 뇌혈관계 질환으로 숨져 업무상 재해가
인정된 경우는 1천574명으로 한 해 평균 315명으로 나타
났습니다.

과로사한 근로자의 90%는 남성이었는데, 직종별로는 고
위임직원과 관리자가 가장 많았으며, 연령별로는 40대가
603명으로 가장 많았습니다.

출처 : [〈MBC 4시뉴스〉 : 2011. 09. 20.]

'뇌경색증' 연평균 4.2% 증가…70세 환자 늘어

지난해 뇌경색증으로 인한 건강보험 진료비 8,073억 원, 뇌경색증 질환이 연평균 4.2% 증가, 2006년에는 37만 1천 명에서 2010년에는 43만 7천 명으로 집계됐다.

국민건강보험공단(이사장 직무대행 한문덕)에 따르면 '뇌경색증 질환'의 건강보험 진료비 지급자료를 분석한 결과, 진료환자는 2006년 37만 1천 명에서 2010년 43만 7천 명으로 나타나 최근 5년 동안 연평균 4.2% 증가했으며, 인구 10만 명당 진료환자도 2006년 783명에서 2010년 895명으로 매년 꾸준히 증가하고 있는 것으로 나타났다.

성별로 본 진료환자는 2010년 기준으로 인구 10만 명당 남자 907명, 여자 883명으로 남자가 여자보다 약간 많았다. 뇌경색증 진료환자는 대부분 50대 이상의 연령대였으며, 연령이 증가할수록 인구 10만 명당 진료 환자 수가 많았다. 연령대별 인구 10만 명당 환자 수 증가 추이를 살펴본 결과, 80세 이상 노인에서는 크게 증가한 반면, 20~60대 발생은 감소했다. 특히, 인구 10만 명당 '뇌경색증 질환'으로 진료받은 환자는 40~50대 여자에서 가장 많이 감소했다.

출처 : [약업신문 : 2011. 09. 21.]

〈언론 보도 4〉

세계적인 당뇨병 치료제 아반디아가 인체에 위험하다

반디아는 다국적 제약회사 GSK가 8년 전 개발한 당뇨병 치료제로서, 인체에 치명적으로 위험하다고 미국 클리블랜드 병원 연구팀이 발표했습니다.

출처 : [KBS 9시 뉴스 : 2007. 05. 22.]

〈언론 보도 5〉

극심한 가려움 『아토피 피부염』으로 매년 100만 명 진료

아토피는 이상한, 또는 부적절하다는 뜻의 그리스어에서 유래된 단어로 음식물이나 흡입물질에 대한 알레르기 반응이 유전적으로 발생한 경우를 말하는데, 아토피 질환에는 아토피 피부염 외에도 천식, 알레르기 비염, 알레르기 결막염 등이 포함된다.

여성이 남성보다 많아… 2012년 (男) 46만 6천 명 (女) 51만 3천 명 특히, 4세 이하 영유아가 전체 환자 35% 점유하여 100명당 15명 진료 국민건강보험공단(이사장 김종대)이 '아토피 피부염(L20)' 질환의 건강보험 진료비 지급자료를 분석한 결과로는 2008년~2012년 연평균 진료 인원은 104만 명이었고, 이중 남성은 49만 명, 여성은 55만 명으로 여성이 남성보다 더 많이 진료받는 것으로 조사되었다.

출처 : [조선일보 : 2014. 03. 26.]

〈언론 보도 6〉

망막장애 환자가 급증하고 있다

국민건강보험공단은 망막장애로 진료를 받은 환자가 2008년 54만 2,200명에서 2012년 85만 7,813명으로 연평균 12.2% 수치로 증가했다고 13일 밝혔다. 국민건강보험공단의 발표로는 2012년 기준 인구 10만 명당 진료 인원을 연령별로 살펴보면 망막장애 환자는 70대(7,117명)가 가장 많았고, 60대(5,480명), 80세 이상(5,289명) 등의 뒤를 이었다. 이렇듯 일반적으로 망막장애는 50대 이상 노령층에서 많이 발병한다. 그러나 최근 스마트폰 등 각종 영상

매체와의 접촉이 증가하면서 20대에서도 망막장애 환자가 급증하는 추세라고 알려졌다.

망막은 외부에서 들어온 빛을 감지해 이를 전기신호로 바꿔 뇌로 전달하는 기능이 있는 기관이다. 망막에 장애가 생길 경우 시력 감소·시야 축소(번쩍임)·비문증(눈앞에 벌레가 날아다니는 느낌) 등의 증상이 발생한다.

출처 : [MBC 뉴스: 2014.4.14. 18:26]

〈언론 보도 7〉

의사들의 고난시대 어떻게 생각하십니까?

의사들도 고난시대다. 본가 및 처가 재산 탕진, 빚더미에 앉은 개원(폐원) 의사들, 월급의 절반은 빚 갚으며 사는 월급 의사들이 많다. 의사 한의사의 수가 너무 많아진 것이 주원인이지만, 의사협회는 민간의술과 대체의학을 탄압하는 것을 해결책 중 하나라 여긴다.

출처 : [네이버 블로그(http://blog.naver.com/
f94321/110187324374) 2014. 03. 18.]

<언론 보도 8>

수소가 암, 뇌질환, 신장질환 등 각종 난치병 개선의 새로운 희망으로 떠올라

수소가 방사선치료 부작용경감 및 뇌경색 치료에 효과 있다는 의학계의 연구결과 발표 이어져

출처 : [CNB뉴스 : 2013. 01. 21.]

미래 산업의 청정에너지원으로 각광을 받고 있는 수소가 활성산소를 제거해 각종 질병을 예방 및 개선해주는 등의 건강효과가 알려지면서 수소수 및 수소 발생식품인 먹는 수소가 암환자 및 각종 난치성 질병 환자들의 새로운 이슈로 부각되고 있다.

국내에서 수소 건강을 연구하고 알리고 있는 수소건강연구회(www.susohealing.org) 김인혁 회장은 "최근 난치성 질병 환자들이 먹는 수소 및 수소수를 섭취하고 개선된 사례가 알려지면서 수소의 건강효과에 대한 문의가 부쩍 늘었다"고 밝히고 있다.

〈기타 도서〉

의학전문작가가 쓴 아래 책을 참고 하세요

도 서

『병원에 가지 말아야 할 81가지 이유』 : 암.고혈압, 당뇨병, 심장병에서 임플란트까지 (허현회 저, 라의눈 출간)

『의사를 믿지 말아야 할 72가지 이유』 : 비타민이 몸에 좋을까, 세균이 정말 질병을 일으킬까? (허현회 저, 라의눈 출간)

「현대의학은 어떻게 타락해 왔나?

의사들이 오히려 죽음을 앞당긴다.

의사는 병의 진짜 원인을 말해주지 않는다.

의학이 수명을 연장해주지 않는다.

100세 장수의 꿈은 거짓이다.

의사들은 왜 CT부터 찍으라고 하나?

의사들은 아무 것도 책임지지 않는다.

초음파 검사도 자주 받으면 안 된다.

X-선 촬영 500회면 암이 유발된다.

CT촬영 조영제는 발암물질이다.」

출처 : [허현회, 『병원에 가지 말아야 할 81가지 이유』, 라의눈, 2014, 목차]

– 현대의학을 부정하는 것은 아니나, 너무 맹신 하지 말자. –

건강 장수 및 자연정혈요법
운영 홈페이지 메인화면

◆ 건강장수(http://cafe.daum.net/cuok9988)

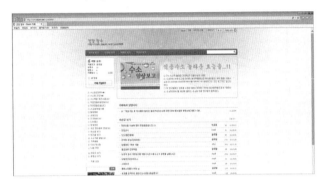

◆ 자연정혈요법(http://ab88.kr/h55/ja)

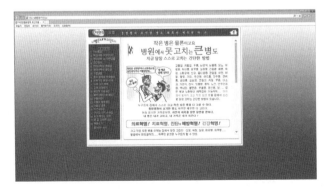

<u>Memo</u>

<u>Memo</u>

동안 100세 건강 장수의 비결
(약보다 식용수소, 의사보다 자정요법)

초판 1쇄 인쇄 2017년 02월 13일

초판 1쇄 발행 2017년 02월 17일

지은이 김규석

펴낸이 김양수

표지 본문 디자인 곽세진　　　　　**교정교열** 염빛나리

펴낸곳 도서출판 맑은샘　　**출판등록** 제2012-000035

주소 (우 10387) 경기도 고양시 일산서구 중앙로 1456(주엽동) 서현프라자 604호

대표전화 031.906.5006　**팩스** 031.906.5079

이메일 okbook1234@naver.com　**홈페이지** www.booksam.co.kr

ISBN 979-11-5778-191-1 (03510)

*이 책의 국립중앙도서관 출판시도서목록은 서지정보유통지원시스템 홈페이지(http://seoji. nl.go.kr)와 국가자료공동목록시스템(http://www.nl.go.kr/kolisnet)에서 이용하실 수 있습니다. (CIP제어번호 : CIP2017003937)